AF812244

Contenido

NCCN Foundation tiene como objetivo apoyar a los millones de pacientes y familias afectados por un diagnóstico de cáncer mediante la financiación y distribución de NCCN Guidelines for Patients. NCCN Foundation también se compromete a avanzar en los tratamientos contra el cáncer subsidiando a los médicos prometedores del país en el centro de innovación en cuanto a investigación del cáncer. Para obtener más detalles y acceder a la biblioteca completa de recursos para pacientes y cuidadores, visite NCCN.org/patients.

National Comprehensive Cancer Network (NCCN) y NCCN Foundation
3025 Chemical Road, Suite 100, Plymouth Meeting, PA 19462, EE. UU.

1

Acerca de la LMA

La leucemia mieloide aguda (LMA) es un tipo de cáncer de la sangre que comienza en las células madre de la médula ósea. Existen muchos subtipos de LMA en los adultos. En este capítulo, se ofrece una descripción general de la LMA.

¿Qué es la leucemia mieloide aguda?

En la leucemia mieloide aguda (LMA), se producen cambios anormales que impiden que los glóbulos blancos muy inmaduros, denominados mieloblastos o blastocitos, se conviertan en células sanguíneas maduras. En consecuencia, se acumulan blastocitos en la médula ósea y en la sangre. Y, a la vez, no hay cantidad suficiente de glóbulos rojos, plaquetas ni glóbulos blancos maduros. Esto causa graves problemas de salud. Por esta razón, la LMA es mortal si no se la trata. Aunque la LMA puede avanzar rápidamente, existen muchos tratamientos eficaces, y los resultados siguen mejorando.

Subtipos de LMA

Hay muchos subtipos de LMA. Se agrupan y tratan en función de la presencia o ausencia de ciertas mutaciones genéticas o cromosomas anormales que se encuentran en las células leucémicas y otros factores. Algunos subtipos se definen por cambios genéticos específicos que pueden abordarse con tratamientos más nuevos. Si bien muchos subtipos de LMA comparten bases de tratamiento similares, las diferencias genéticas orientan cada vez más las opciones de tratamiento.

Además del tratamiento de la LMA, en esta guía se incluye información sobre lo siguiente:

- **Leucemia promielocítica aguda (LPA)**: en la LPA, se encuentra el gen de fusión anormal *PML::RARA*.
- **Neoplasia de células dendríticas plasmocitoides blásticas (NCDPB)**: la NCDPB puede encontrarse en la sangre, la médula ósea, los ganglios linfáticos o la piel.

Siga leyendo para saber más sobre los tipos de células sanguíneas, cómo se forma la sangre y dónde se origina la LMA.

¿Qué es la sangre?

La sangre tiene cuatro componentes principales: plasma, glóbulos rojos, glóbulos blancos y plaquetas. La función de la sangre es transportar el oxígeno y los nutrientes a todo el cuerpo y llevarse los residuos. También tiene una función importante para el sistema inmunitario y evitar el sangrado.

Tipos de células sanguíneas

La sangre contiene distintos tipos de células que flotan en el plasma. El plasma es un líquido transparente y amarillento constituido principalmente por agua.

Hay tres tipos de células sanguíneas:

- Los glóbulos rojos (eritrocitos) transportan oxígeno a todo el cuerpo.
- Los glóbulos blancos (leucocitos) combaten las infecciones. Los glóbulos blancos incluyen granulocitos (o neutrófilos), monocitos y linfocitos.
- Las plaquetas (trombocitos) ayudan a controlar el sangrado.

¿Cómo se forman las células sanguíneas?

La médula ósea es el tejido esponjoso que se encuentra en el centro de la mayoría de los huesos. Dentro de la médula ósea, hay células que forman los elementos de la sangre llamadas células madre (hematopoyéticas). En un momento determinado, la médula ósea tiene células en distintas etapas de desarrollo, desde muy inmaduras hasta casi maduras. Una vez que una célula madre sanguínea se transforma por completo en un glóbulo rojo, un glóbulo blanco o una plaqueta, se libera en el torrente sanguíneo según sea necesario.

La LMA comienza en la médula ósea cuando las células madre sanguíneas forman mieloblastos anormales, o células leucémicas. En la LMA, los mieloblastos suelen denominarse simplemente blastocitos.

¿Qué son los blastocitos?

Un blastocito es un glóbulo blanco inmaduro. Los blastocitos deben convertirse en un tipo de glóbulo sanguíneo. En la LMA, nos referimos a un tipo de blastocito llamado mieloblasto. Los mieloblastos maduran hasta convertirse en granulocitos, también conocidos como neutrófilos. Los neutrófilos son células inmunitarias que ayudan a prevenir y controlar las infecciones. En la LMA, se encuentran mieloblastos anormales en la médula ósea o en la sangre. Estos mieloblastos anormales desplazan a otras células sanguíneas normales y hacen que la médula ósea o la sangre no funcionen como deberían.

Formación de glóbulos

Todos los glóbulos comienzan como células madre sanguíneas. Una célula madre sanguínea tiene que madurar o atravesar muchas etapas para transformarse en un glóbulo rojo, un glóbulo blanco o una plaqueta. La LMA afecta a las células precursoras mieloides, que se transforman en glóbulos rojos, granulocitos (un tipo de glóbulo blanco) y plaquetas.

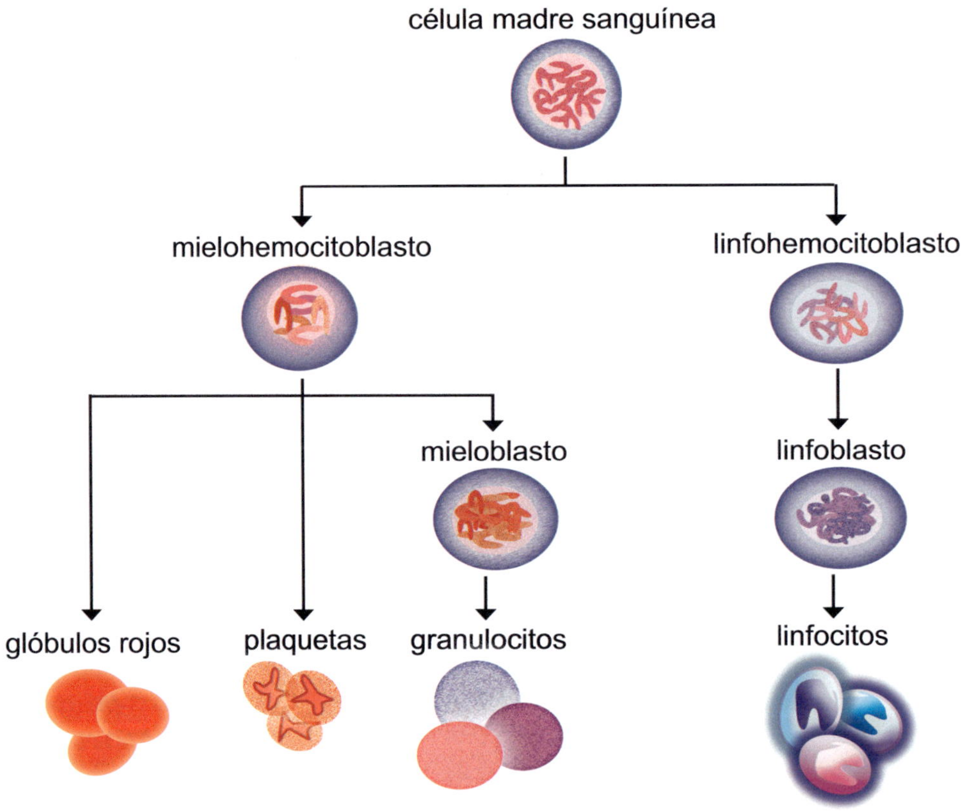

¿Cómo se trata la LMA?

Todos los tipos de LMA se tratan en fases. El objetivo del tratamiento es lograr la remisión de la LMA. En la remisión, no hay signos de células leucémicas.

La LMA suele tratarse con una combinación de varios fármacos. Algunos tratamientos están diseñados para abordar cambios genéticos específicos en las células leucémicas. El tipo y la combinación de tratamiento sistémico farmacológico dependen del subtipo de LMA, su situación particular y otros factores.

En esta guía, se detalla cómo se diagnostican y tratan la LMA, la LPA y la NCDPB. También se proporciona una descripción general de los tipos de pruebas y tratamientos, y de lo que se espera durante las pruebas y el tratamiento. Algunas secciones son educativas y otras son más detalladas para quienes desean comprender mejor las decisiones de tratamiento. Puede omitir las secciones si estas le resultan abrumadoras.

¿Cómo puedo recibir la mejor atención?

Luche por usted. Usted tiene un papel importante que desempeñar en su cuidado. Muchas personas se sienten más satisfechas cuando participan activamente en la planificación de su atención oncológica.

Las NCCN Guidelines for Patients le permitirán desempeñar un papel más importante en su atención. Hable sobre las recomendaciones de esta guía con su equipo de atención médica. Pregunte sobre sus opciones y comparta sus objetivos e inquietudes.

¿No sabe qué preguntar? No se olvide de que cuenta con apoyo. Es por eso que incluimos sugerencias de preguntas al final de cada capítulo.

Cómo puede ayudar esta guía

Tomar decisiones sobre la atención oncológica es estresante. Tiene mucho por aprender, y no sabe lo que le depara el futuro.

Utilice esta guía para obtener la información y el apoyo que necesita.

Los pacientes, los médicos y otros profesionales de la salud confían en las NCCN Guidelines for Patients. En esta guía, se utiliza un lenguaje claro y cotidiano para explicar las recomendaciones actuales sobre el tratamiento del cáncer y están elaboradas por expertos respetados en el campo. Las recomendaciones se basan en las investigaciones más recientes y prácticas de los mejores centros oncológicos.

Su salud es única, por lo que su atención oncológica también debería serlo. A medida que lee esta guía, aprenderá sobre qué tratamientos tienen más probabilidades de ofrecer los mejores resultados para su caso. Así, tendrá más preparación para hablar con su equipo de atención médica.

Siga leyendo para encontrar la mejor atención posible.

2

Pruebas para detectar la LMA

Se deben realizar estudios precisos para diagnosticar y tratar la leucemia mieloide aguda (LMA). En este capítulo, se presenta una descripción general de los posibles estudios que puede realizarse y qué puede esperar durante las pruebas.

Las decisiones sobre el tratamiento de la LMA dependen de comprender la biología de la leucemia, no solo su aspecto bajo el microscopio; es por eso que hay tantas pruebas y procedimientos posibles que se enumeran en la **Guía 1**.

Descripción general

Se deben realizar estudios precisos para diagnosticar y tratar la leucemia mieloide aguda (LMA). El diagnóstico de la LMA se hace en función de la presencia de blastocitos mieloides en la médula ósea o la sangre periférica. La cantidad de blastocitos necesarios para el diagnóstico de la LMA puede variar. En general, el número de blastocitos debe ser igual o superior al veinte por ciento (20 %) de todos los glóbulos blancos presentes en la médula ósea o sangre.
Esto significa que al menos 1 de cada 5 glóbulos blancos son blastocitos. Sin embargo, es posible recibir un diagnóstico de LMA con cualquier cantidad de blastocitos, particularmente si están presentes ciertas mutaciones genéticas o anomalías cromosómicas.

A diferencia de otros tipos de cáncer que afectan órganos, como el cáncer de pulmón o de mama, la LMA no tiene estadios. Muchos cánceres se extienden desde el lugar donde se originan, y la extensión o gravedad del cáncer se determina por lo lejos que se extiende. La LMA se origina en la médula ósea, que está presente en la mayoría de nuestros huesos. Como las células de la LMA se originan en diversos huesos y circulan por todo el cuerpo a través de la sangre, la estadificación tradicional no es útil. En cambio, los análisis de LMA detectan mutaciones genéticas o cromosomas anormales específicos, que pueden indicarle a su equipo de atención médica el grado de agresividad que puede tener su leucemia.

En este capítulo, puede encontrar información sobre las posibles pruebas y procedimientos. Puede omitir la información que no le interese.

Guía 1 **Posibles pruebas y procedimientos**
Antecedentes médicos y examen físico
Detección de malestar emocional
Hemograma completo, fórmula leucocitaria, perfil metabólico completo, ácido úrico, lactato deshidrogenasa, vitamina B12 y ácido fólico
Análisis de coagulación sanguínea
Aspiración y biopsia de médula ósea con pruebas genéticas y de biomarcadores de la LMA
Derivación a un centro de trasplante o tipificación de antígeno leucocitario humano (HLA)
TC del cerebro sin medio de contraste si se sospecha sangrado del sistema nervioso central
RM del cerebro con medio de contraste si se sospecha meningitis leucémica
TEP-FDG/TC si se sospecha leucemia dentro de la sangre y médula ósea (extramedular)
Punción lumbar
Pruebas cardíacas
Asesoramiento sobre fertilidad
Información de cuidados paliativos

Pruebas médicas generales

A continuación, se describen algunas pruebas médicas generales.

Antecedentes médicos

Los antecedentes médicos son un registro de todos los problemas de salud y tratamientos que ha tenido durante su vida. Indagan sobre cirugías anteriores y afecciones de salud actuales. Lleve una lista de los medicamentos nuevos y antiguos e incluso los de venta libre, herbarios o los suplementos que esté tomando. Algunos suplementos interactúan y afectan los medicamentos que su equipo de atención médica puede recetarle. Además, informe a su equipo de atención médica sobre cualquier síntoma que tenga.

Examen físico

Durante un examen físico, el equipo de atención médica puede realizar lo siguiente:

- Tomarle la temperatura, la presión arterial, el pulso y el ritmo de su respiración.
- Controlar su altura y peso.
- Auscultar el corazón y los pulmones.
- Observar sus ojos, oídos, nariz y garganta.
- Palpar y aplicar presión en distintas partes del cuerpo para ver si los órganos tienen tamaño normal, están blandos o duros o si duelen cuando los toca.
- Palpar los ganglios linfáticos agrandados en el cuello, la axila y la ingle.

Antecedentes familiares

El equipo de atención médica le preguntará sobre los antecedentes médicos de sus familiares consanguíneos. Esta información se llama antecedentes familiares. Pregunte a los miembros de ambos lados de su familia sobre problemas de salud, como afecciones cardíacas, cáncer y diabetes, y a qué edad se los diagnosticaron. Es importante saber el tipo de cáncer específico o dónde comenzó el cáncer, si se encuentra en varios lugares, y si se hicieron pruebas genéticas.

Detección de malestar emocional

Lidiar con un diagnóstico de cáncer puede ser estresante y provocar mucha angustia. El malestar emocional es una experiencia desagradable de naturaleza mental, física, social o espiritual. Puede afectar cómo uno se siente, piensa y actúa. El malestar emocional puede incluir sentimientos de tristeza, miedo, impotencia, preocupación, ira y culpa. También puede sufrir depresión, ansiedad y problemas para dormir. Su equipo de atención médica evaluará su nivel de malestar emocional. Esto es parte de su atención del cáncer.

Estado funcional

El estado funcional es una clasificación del nivel general de aptitud física de una persona y su capacidad para realizar tareas de la vida diaria. Incluye si puede caminar, trabajar y cuidarse por su cuenta. Es un factor que se tiene en cuenta al elegir un plan de tratamiento.

Análisis de sangre

Los análisis de sangre comprueban si hay signos de la enfermedad y el funcionamiento de los órganos. Se necesita una muestra de sangre, que se extrae con una aguja que se introduce en una vena del brazo. Prepárese para que le hagan muchos análisis de sangre durante el tratamiento y la recuperación de la LMA a fin de verificar los resultados del tratamiento, la cantidad de glóbulos y la salud de órganos como el hígado y los riñones.

A continuación, se describen los posibles estudios. La lista comienza con las pruebas más habituales.

Hemograma completo y fórmula leucocitaria

El hemograma completo (HC) mide los niveles de glóbulos rojos, glóbulos blancos y plaquetas en la sangre. Este análisis es una prueba clave que brinda una imagen de su salud general. La LMA suele causar recuentos bajos de células sanguíneas sanas y también un número alto de glóbulos blancos anormales.

La fórmula leucocitaria cuenta la cantidad de cada tipo de glóbulo blanco (neutrófilos, linfocitos, monocitos, eosinófilos y basófilos). Además, verifica si las cantidades están equilibradas entre sí. Este análisis puede mostrar una gran cantidad de blastocitos en la sangre.

Su equipo de atención médica prestará particular atención a los siguientes valores del hemograma completo:

- La hemoglobina mide la cantidad de la proteína encargada de transportar oxígeno en la sangre y ayuda a determinar si se necesita una transfusión de glóbulos rojos.
- Las plaquetas son células que forman el coágulo para evitar o detener el sangrado.
- El recuento absoluto de neutrófilos permite medir las células que combaten las bacterias y protegen de las infecciones.
- En ocasiones, se pueden detectar blastocitos o células leucémicas en la sangre y suele aparecer como porcentaje (%) de células.

Perfil metabólico completo

El perfil metabólico completo (PMC) mide sustancias de la sangre. Proporciona información importante sobre el funcionamiento de sus riñones e hígado, entre otras cosas.

El PMC puede medir los siguientes parámetros:

- El **nitrógeno ureico en sangre (NUS)** es un desecho que los riñones filtran de la sangre. Un alto nivel de NUS puede ser un signo de deshidratación o que los riñones no están funcionando correctamente.
- La **creatinina** es un desecho generado por los músculos. Cada persona genera una cantidad fija de creatinina todos los días según la cantidad de músculo que tenga. La creatinina se filtra de la sangre por los riñones. El nivel de creatinina en la sangre indica qué tan bien están funcionando los riñones. Tener niveles más altos de creatinina significa que los riñones no funcionan tan bien como cuando se tienen niveles más bajos, o puede ser un signo de deshidratación.
- Los **electrolitos** ayudan a trasladar los nutrientes hacia las células y a retirar los desechos de ellas. Los electrolitos son iones o partículas con cargas eléctricas que ayudan a que los nervios, los músculos, el corazón y el cerebro funcionen como deberían. El cuerpo necesita electrolitos para funcionar correctamente.

- Las **pruebas de función hepática** miden sustancias químicas que se producen o procesan en el hígado para observar el estado de este órgano. Los niveles demasiado altos o bajos indican que el hígado no funciona bien o que los conductos biliares pueden estar obstruidos.
- El **fósforo o fosfato** se encuentra en cada célula del cuerpo. Los riñones ayudan al cuerpo a deshacerse del fosfato excedente, pero demasiado fosfato en la sangre también puede dañar los riñones, lo que hace más difícil que los niveles vuelvan a la normalidad.
- El **ácido úrico** es liberado por las células cuando el ADN se descompone. Es un producto de desecho normal que se disuelve en la sangre y se filtra a través de los riñones donde se expulsa del cuerpo en forma de orina. El nivel excesivo de ácido úrico en el cuerpo se denomina hiperuricemia. En caso de la LMA, puede estar causado por un recambio rápido de glóbulos blancos o como efecto secundario del tratamiento. Los niveles muy elevados de ácido úrico en la sangre pueden dañar los riñones.

Lactato deshidrogenasa

La lactato deshidrogenasa (LDH) o deshidrogenasa del ácido láctico es una enzima que se encuentra en la mayoría de las células. Las células que mueren liberan LDH en la sangre. Las células de rápido crecimiento, como las células tumorales, también liberan LDH.

Vitamina B12 y ácido fólico

La vitamina B12 y el ácido fólico (folato) ayudan al organismo a fabricar nuevas proteínas. Se necesitan para la formación normal de glóbulos rojos y blancos. Se controlarán los niveles de vitamina B12 y ácido fólico. Le indicarán suplementos vitamínicos si es necesario.

Hierro

El hierro es importante para mantener funciones corporales, como la producción de hemoglobina, la molécula de la sangre que transporta el oxígeno. Es posible que se hagan controles para detectar niveles bajos de hierro, lo que se denomina ferropenia. También le indicarán un suplemento de hierro oral o IV (intravenoso) si es necesario. Es posible tener demasiado hierro en el cuerpo, que también se denomina exceso de hierro. Por lo tanto, solo tome la cantidad que le indique su médico.

Los estudios de LMA llevan tiempo. Los resultados de todos los estudios pueden tardar semanas en llegar. Espere a conversar sobre todos los resultados con su equipo de atención médica.

Durante el tratamiento, es posible que le realicen análisis de sangre todos los días.

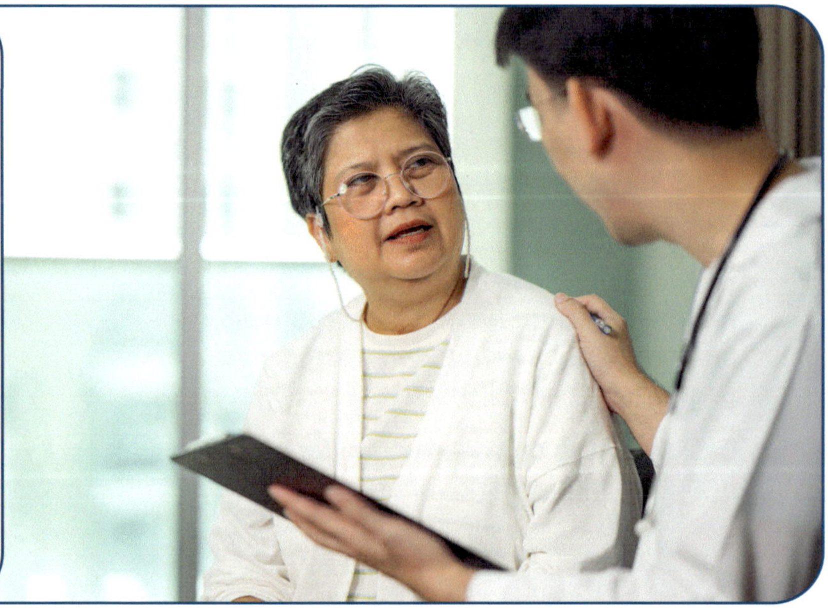

Análisis de coagulación sanguínea

El cuerpo deja de sangrar cuando transforma la sangre en una especie de gel. Este gel se transforma en una masa sólida llamada coágulo sanguíneo. La coagulación es un proceso o serie de eventos. Para la coagulación, se necesitan proteínas, llamadas factores de coagulación, que se producen en el hígado. Estos análisis se conocen en conjunto como perfil de coagulación o perfil de coagulación intravascular diseminada.

La alteración del proceso de coagulación es habitual en la leucemia. Esto se llama coagulopatía. Es posible que tenga sangrado y moretones o coágulos sanguíneos.

Tipificación de HLA

El antígeno leucocitario humano (HLA) es una proteína que se encuentra en la superficie de la mayoría de las células. Desempeña un papel importante en la respuesta inmunitaria de su cuerpo. Los HLA marcan las células de su cuerpo. El cuerpo detecta estos marcadores que indican qué células son suyas. En otras palabras, todas sus células tienen el mismo conjunto de HLA. El conjunto de HLA de cada persona se llama tipo de HLA o tipo de tejido.

La tipificación de HLA es una prueba que detecta el tipo de HLA de la persona. Esta prueba se le realiza al donante antes de un trasplante (alogénico) de células hematopoyéticas (TCH). Para encontrar un donante compatible, se compararán las proteínas con las del donante para ver cuántas de ellas son iguales. Se necesita una muy buena coincidencia para que el trasplante pueda ser una opción de tratamiento. De no ser así, su cuerpo rechazará las células del donante o las células del donante reaccionarán contra su cuerpo. En primer lugar, se analizarán sus muestras de sangre y las de sus familiares consanguíneos.

Esta prueba solo se realiza si el trasplante es una opción posible.

Fertilidad (todos los géneros)

El tratamiento dirigido y otras formas de tratamiento sistémico pueden afectar a la fertilidad o a la capacidad para tener hijos. Si cree que desea tener hijos en el futuro, consulte a su equipo de atención médica la forma en que el cáncer y su tratamiento podrían afectar su fertilidad.

La preservación de la fertilidad consiste en dejar sus opciones abiertas, ya sea que sepa que desea tener hijos más adelante o que no tenga la certeza en este momento. Los especialistas en fertilidad y reproducción pueden brindarle ayuda para decidir qué es lo mejor en su caso.

Puede encontrar más información sobre la preservación de la fertilidad en *NCCN Guidelines for Patients: Cáncer en adolescentes y adultos jóvenes* NCCN.org/patientguidelines y en la aplicación NCCN Patient Guides for Cancer.

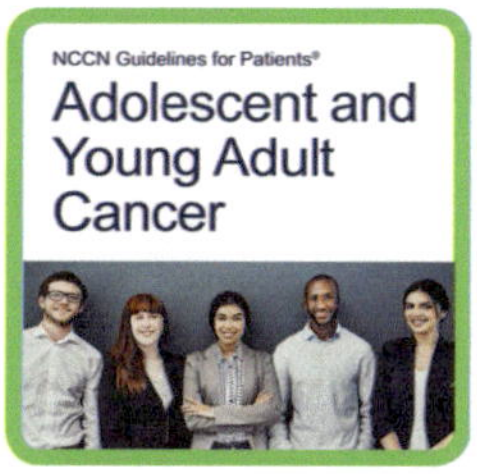

Prevención del embarazo durante el tratamiento

Es importante prevenir el embarazo durante el tratamiento. El tratamiento del cáncer puede afectar los ovarios, dañar el esperma y perjudicar el desarrollo del bebé durante el embarazo. Por lo tanto, debe evitarse el embarazo, ya sea propio o de su pareja, durante el tratamiento. Si está embarazada o amamantando en el momento del diagnóstico de cáncer, es posible que los tratamientos deban adaptarse.

Análisis de médula ósea

La leucemia comienza en la médula ósea. Para diagnosticar la LMA, se toman muestras de médula ósea para analizarlas antes de comenzar cualquier tratamiento. Un anatomopatólogo, un experto en el diagnóstico de la LMA, debe revisar la muestra de médula ósea. Este análisis suele denominarse análisis histológico, histopatológico o hematopatológico. El anatomopatólogo observará el aspecto general, el tamaño, la forma y el tipo de las células. Se realizarán pruebas con las células obtenidas por biopsia.

Hay dos tipos de análisis de médula ósea que suelen realizarse al mismo tiempo:

- Aspiración de médula ósea
- Biopsia de médula ósea

La médula ósea es como una esponja que retiene líquido y células. La aspiración recolecta parte del líquido y células de esa esponja, y la biopsia extrae una parte de la esponja.

La aspiración y la biopsia de médula ósea son procedimientos que se realizan en el consultorio. No son cirugías ni requieren el uso de un quirófano. El equipo de atención médica tratará de que sienta la mayor comodidad posible durante los procedimientos.

Normalmente, las muestras se toman de la parte posterior del hueso de la cadera (pelvis). Es probable que deba acostarse boca abajo o de costado. Para la aspiración, se introduce una aguja hueca en la médula ósea a través de la piel. La médula ósea líquida se extrae con una jeringa. Para la biopsia, se usa una aguja más ancha a fin de extraer un pequeño trocito de médula ósea. Puede sentir dolor en el hueso de la cadera durante algunos días. Pueden aparecer moretones en la piel.

Aspiración y biopsia de médula ósea

En la biopsia, se toman muestras de hueso y médula ósea líquida.

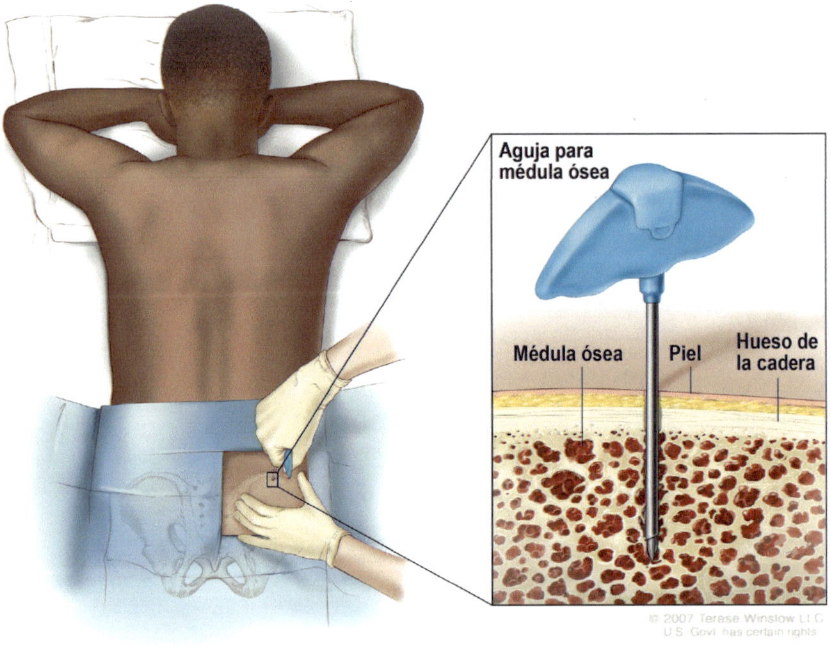

- Si se sospecha la presencia de una neoplasia de células dendríticas plasmocitoides blásticas (NCDPB), es posible que le realicen una biopsia de ganglios linfáticos o de una lesión de la piel.

Citometría de flujo

La citometría de flujo es un método de laboratorio que se utiliza para detectar, identificar y contar células específicas. La citometría de flujo implica teñir las células con un tinte sensible a la luz. Las células teñidas se pasan a través de un haz de luz en una máquina. La máquina mide la cantidad de células y aspectos como el tamaño y la forma de las células.

La citometría de flujo se puede usar en células de sangre circulante (periférica) o en una muestra de aspiración de médula ósea. El hemograma puede contar la cantidad de glóbulos blancos, pero no puede detectar las diferencias sutiles entre los distintos tipos de cáncer de la sangre. La citometría de flujo puede detectar esas sutiles diferencias. Se usa más comúnmente para identificar marcadores en las células, particularmente en el sistema inmunitario (llamado inmunofenotipificación).

Inmunofenotipificación

La inmunofenotipificación es un proceso que utiliza anticuerpos para detectar la presencia o ausencia de ciertos antígenos de los glóbulos blancos, llamados biomarcadores. Estos antígenos son proteínas que se pueden encontrar en la superficie o dentro de los glóbulos blancos. El tratamiento de la LMA se dirige a determinados biomarcadores.

Inmunohistoquímica

La inmunohistoquímica (IHQ) es un proceso de tinción especial que implica incorporar marcadores químicos a las células. Luego, las células se estudian con un microscopio. La IHQ detecta el inmunofenotipo de las células de una biopsia o muestra de tejido.

Pruebas genéticas y de biomarcadores de la LMA

Los estudios genéticos y de biomarcadores se utilizan para tener más información sobre su subtipo de LMA, dirigir el tratamiento y determinar la trayectoria probable que tomará el cáncer, lo que se denomina pronóstico. Esta prueba genética es diferente del análisis genético de antecedentes familiares o el de riesgo de cáncer. Este estudio detecta cambios solo en las células leucémicas que se han desarrollado con el paso del tiempo y no los cambios en el resto de las células del cuerpo. Algunas veces, también se llaman estudios moleculares, perfiles tumorales, perfiles de expresión genética o pruebas genómicas.

Dentro de nuestras células, hay moléculas de ADN (ácido desoxirribonucleico). Estas moléculas están muy comprimidas en lo que se conoce como un cromosoma. Los cromosomas contienen la mayor parte de la información genética de la célula. Las células humanas normales contienen 23 pares de cromosomas para un total de 46 cromosomas. Cada cromosoma contiene miles de genes. Los genes son instrucciones codificadas para las proteínas producidas por las células. Una mutación se produce cuando algo sale mal en el código genético. Las proteínas tienen nombres como FLT3. Los genes se identifican en cursiva de la siguiente manera: *FLT3*.

Las células de la LMA a veces tienen cambios en los genes y cromosomas que se pueden observar bajo el microscopio o se pueden encontrar con otras pruebas.

- Estudiar las células leucémicas permite reunir información específica sobre su leucemia para orientar el tratamiento.
- Algunos resultados pueden llevar de días a semanas, pero el tratamiento puede comenzar antes de obtener todos los resultados.

Cambios genéticos de la LMA

Los genes y cromosomas de las células de la LMA pueden presentar cambios. Las pruebas de mutaciones detectan estos cambios o anomalías que son exclusivos de las células de la LMA. Ejemplos de tales cambios son la supresión, inserción, inversión, amplificación, translocación (reordenamiento) y mutación puntual.

- ✓ **Amplificación:** cuando aumenta parte o todo el cromosoma o gen (por ejemplo, se duplica).
- ✓ **Supresión:** cuando se pierde todo o parte de un cromosoma o gen, por ejemplo, del(5q).
- ✓ **Inserción:** cuando se incluye una parte nueva de un cromosoma o gen.
- ✓ **Inversión:** cambio de partes dentro de un cromosoma como inv(16) e inv(3).
- ✓ **Mutación puntual:** cuando cambia parte de un gen.
- ✓ **Translocación de un cromosoma y reordenamiento del gen:** cambio de partes entre dos cromosomas. Cuando se describe a nivel del cromosoma, se llama translocación. Cuando se describe a nivel del gen, se llama reordenamiento. Por ejemplo, la translocación cromosómica se escribe t(8;21)(q22;q22.1) y su reordenamiento genético se escribe *RUNX1::RUNX1T1*.

Síndromes de predisposición a la leucemia

Los antecedentes familiares de leucemia pueden afectar el tratamiento. La biopsia de piel por punción se realiza para obtener más información sobre los cambios genéticos con los que nació. En este procedimiento, se toma un trocito de piel y de tejido conjuntivo para obtener ADN que no haya sido alterado por la LMA. Esta muestra se utilizará para evaluar si heredó genes que aumentan su riesgo de leucemia. Pueden utilizarse la sangre y la saliva cuando las células de la LMA desaparecen (remisión).

El síndrome de predisposición a la leucemia puede afectar cómo responde su cuerpo al tratamiento. Los familiares biológicos (consanguíneos) que sean posibles donantes de células hematopoyéticas podrían someterse a pruebas de detección del síndrome de predisposición a la leucemia.

- Analizar las células no afectadas por la leucemia (como la piel) pueden ayudar a determinar si tiene síndrome de predisposición a la leucemia.
- La mayoría de las personas con LMA no tiene un síndrome de leucemia hereditario.

Prueba de mutación tumoral del gen de la LMA

Las pruebas de mutación que utilizan métodos como el cariotipo, la hibridación fluorescente *in situ* (FISH), la secuenciación de la próxima generación (NGS) y la reacción en cadena de la polimerasa (PCR) buscan cambios o anomalías que son específicos de las células de la LMA (genes y cromosomas). Se utilizará una muestra de sangre o de médula ósea para determinar si las células cancerosas de la LMA tienen mutaciones específicas. Algunos cambios genéticos permiten a los médicos usar tratamientos dirigidos, que pueden ser más efectivos y menos tóxicos que la quimioterapia tradicional.

FISH

La hibridación fluorescente *in situ* (FISH) es un método en el que se utilizan unos tintes especiales, llamados sondas, que se adhieren a partes del ADN. Con FISH, se pueden detectar cambios (anomalías) que son demasiado pequeñas para ser vistas con otros métodos. Solo se puede usar para cambios conocidos. Dado que esta prueba no necesita células en crecimiento, se puede realizar en una muestra de médula ósea o de sangre. A veces, se necesita una muestra de médula ósea para obtener toda la información que necesita el equipo de atención médica para planificar su tratamiento.

Cariotipo

Un cariotipo es una imagen de los cromosomas. Las células humanas normales contienen 23 pares de cromosomas para un total de 46 cromosomas. El cariotipo mostrará piezas de cromosomas adicionales, faltantes, reorganizadas o anormales. Como el cariotipo requiere células en crecimiento, se debe usar una muestra de médula ósea o sangre.

Secuenciación de la próxima generación

La secuenciación de la próxima generación (NGS) es un método utilizado para determinar una parte de la secuencia de ADN de una persona. Indica si un gen tiene mutaciones que puedan afectar su funcionamiento. La NGS observa el gen de manera más detallada que los demás métodos y puede encontrar mutaciones que los demás métodos podrían pasar por alto.

Cariotipo

Un cariotipo es una imagen de sus cromosomas. El estudio de los cromosomas se denomina citogenética.

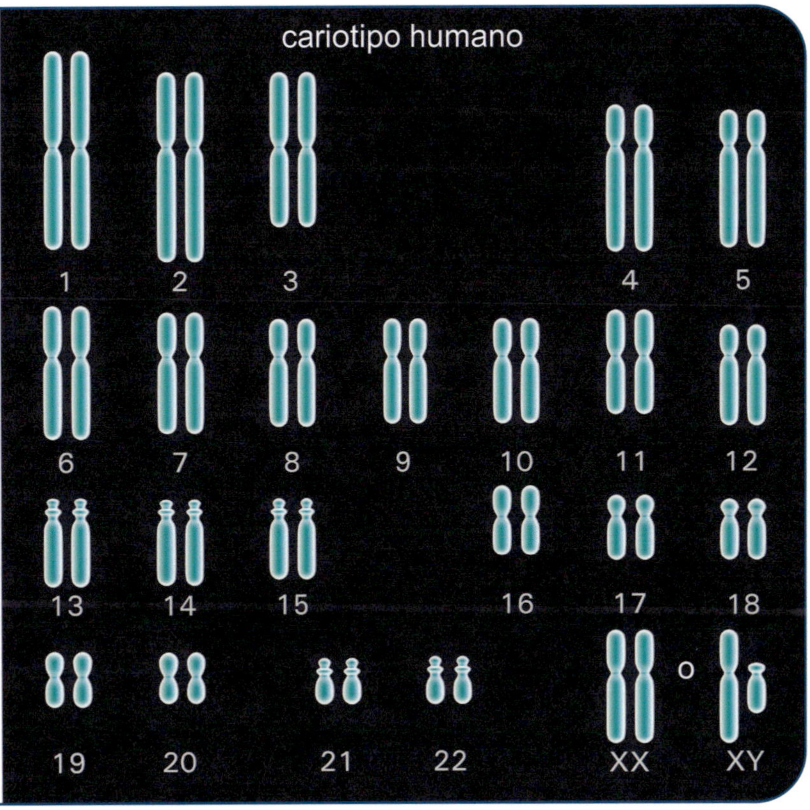

PCR

La reacción en cadena de la polimerasa (PCR) es una técnica que puede producir millones o miles de millones de copias de su ADN o ARN (información genética). La PCR es muy sensible. Puede encontrar una célula anormal entre más de 100 000 células normales. Estas copias, denominadas productos de PCR, podrían utilizarse para la NGS. La PCR es importante cuando se realizan estudios para evaluar la respuesta al tratamiento o la remisión.

Se utiliza un tipo especial de PCR, llamada PCR en tiempo real o transcriptasa inversa (TI), para detectar reordenamientos genéticos, como *PML::RARA*. Esto ayuda a diagnosticar y realizar el seguimiento de la respuesta a los tratamientos dirigidos.

Estudios de diagnóstico por imágenes

En algunos casos, pueden realizarse estudios de diagnóstico por imágenes. Esto depende de su situación particular. En los estudios de diagnóstico por imágenes, se toman fotografías del interior del cuerpo para detectar lugares con leucemia fuera de la médula ósea. La leucemia puede extenderse fuera del torrente sanguíneo hacia los ganglios linfáticos, el hígado, el bazo y la piel. Rara vez se extiende al revestimiento del cerebro y de la médula espinal. Los estudios de diagnóstico por imágenes muestran zonas de infección o sangrado que pueden afectar su tratamiento.

Un radiólogo, un experto médico en interpretación de los estudios de diagnóstico por imágenes, interpretará el estudio y le enviará un informe a su equipo de atención médica.

La siguiente información se presenta en orden alfabético.

Medio de contraste

El medio de contraste es una sustancia que se usa para mejorar la calidad de los estudios de diagnóstico por imágenes como la TC y la RM. Se usa para que las imágenes sean más claras. No todos los estudios de diagnóstico por imágenes requieren medios de contraste, pero muchos sí.

El medio de contraste se puede tomar por boca (vía oral) o se puede administrar por una vena (vía intravenosa o IV). Los tipos de medios de contraste varían y son diferentes para la TC y la RM.

Avise a su equipo de atención médica si ha tenido alguna vez reacciones alérgicas al medio de contraste. Esto es importante. Es posible que le administren medicamentos para evitar los efectos de dichas alergias. Es posible que no se utilice el medio de contraste si tiene una alergia grave o si sus riñones no funcionan bien.

Exploración por TC del cerebro

La TC del cerebro se utiliza para detectar sangrados.

La TC o TAC usa rayos X y tecnología informática para tomar imágenes del interior del cuerpo. Toma varias radiografías de la misma parte del cuerpo desde distintos ángulos. Todas las imágenes se combinan para hacer una imagen detallada. Se puede utilizar o no un medio de contraste.

Exploración por RM del cerebro

La RM puede mostrar si la capa externa del cerebro está inflamada a causa de la leucemia (llamada meningitis leucémica).

Una RM usa ondas sonoras e imanes potentes para tomar fotografías del interior del cuerpo. No utiliza rayos X, lo que significa que no se emite radiación al organismo durante el estudio. Debido a los imanes muy potentes que se utilizan en el aparato de RM, informe al técnico si tiene algún metal o marcapasos en su cuerpo. Durante la prueba, es probable que se le pida que contenga la respiración durante 10 o 20 segundos mientras el técnico toma las imágenes.

Las RM tardan más que las TC. El resonador magnético cerrado tiene un diseño de cápsula en la que el imán rodea a la persona. El espacio es pequeño y cerrado. El resonador magnético abierto tiene un imán en la parte superior y en la inferior, lo que permite que haya una abertura en cada extremo. Los resonadores cerrados son más comunes que los abiertos. Por lo tanto, si tiene claustrofobia (miedo a los espacios cerrados), asegúrese de mencionárselo a su equipo de atención médica.

Exploración por TEP

Se puede realizar una TEP para detectar leucemia fuera de la médula ósea y la sangre (denominada enfermedad extramedular).

Durante la TEP, se utiliza una sustancia radiactiva llamada marcador. El radiomarcador se inyecta en una vena para ver en qué lugar del cuerpo se encuentran las células cancerosas y cuánto azúcar consumen. Esto da una idea de la rapidez del crecimiento de las células cancerosas. Las células cancerosas aparecen como puntos brillantes en las exploraciones por TEP. Sin embargo, no todos los tumores aparecerán en una exploración por TEP. Además, no todos los puntos brillantes detectados en la exploración por TEP son cáncer. Es normal que el cerebro, el corazón, los riñones y la vejiga se vean brillantes en la TEP. La inflamación o la infección también pueden verse como un punto brillante.

Cuando la exploración por TEP se combina con una TC, este procedimiento se conoce como exploración por TEP/TC. Una TEP-FDG/TC utiliza un radiomarcador llamado fluorodesoxiglucosa.

"La leucemia impacta cada parte de nuestra vida: a nivel físico, emocional, mental y espiritual. Se necesita apoyo en todo sentido para seguir adelante. No tenga miedo de pedir ayuda".

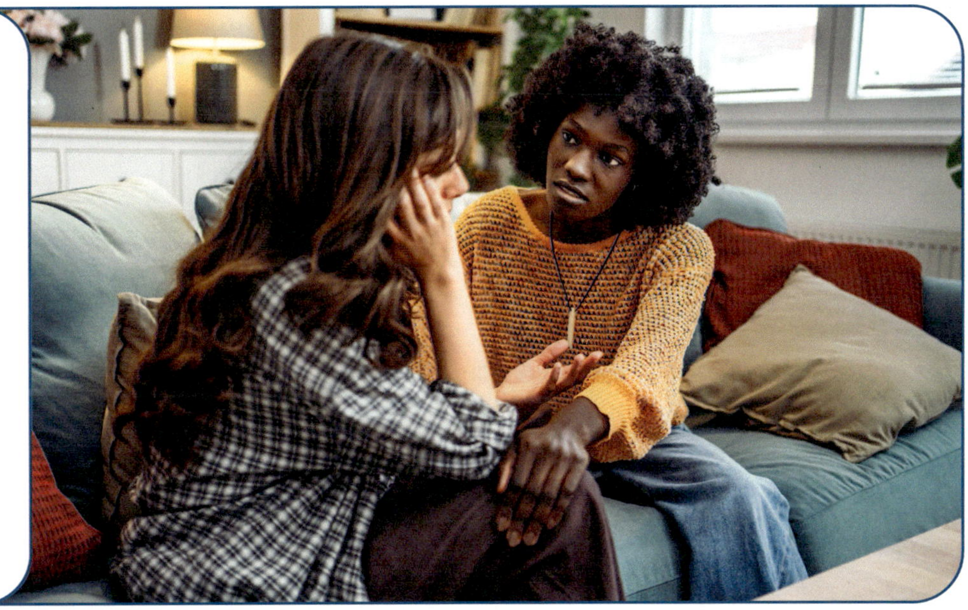

Pruebas cardíacas

Las pruebas cardíacas o del corazón se realizan para evaluar qué tan bien funciona el corazón. Estas pruebas pueden utilizarse para controlar los efectos secundarios del tratamiento o medir la función cardíaca antes de iniciar el tratamiento. Es posible que se realice la derivación a un especialista en corazón llamado cardiólogo.

Electrocardiograma

El electrocardiograma (ECG) muestra la actividad eléctrica del corazón. Revela información sobre la frecuencia y el ritmo cardíacos. El intervalo QT corregido prolongado (QTc) ocurre cuando el músculo cardíaco tarda más de lo normal en recargarse entre latidos. Ciertos tratamientos pueden causar un QTc prolongado. Si el QTc se prolonga demasiado, puede causar ritmos cardíacos peligrosos.

Ecocardiograma

El ecocardiograma (o eco) utiliza ondas sonoras para generar imágenes. Es un tipo de ecografía. En esta prueba, se colocarán pequeños electrodos en el pecho para registrar los latidos del corazón. A continuación, se deslizará una varilla con gel en la punta por una parte del pecho desnudo. En la pantalla, se verá una imagen del corazón latiendo. Las imágenes se grabarán para verlas más adelante.

Un ecocardiograma muestra la estructura (válvulas y grosor del músculo) y la función del corazón (o fracción de eyección). La fracción de eyección es la cantidad de sangre bombeada desde el lado izquierdo del corazón cada vez que late. Si la cantidad de sangre que se bombea desde el lado izquierdo del corazón es más baja de lo normal, hay una disminución de la función cardíaca.

Punción lumbar

La leucemia puede llegar al líquido que rodea la columna vertebral o el cerebro. Esto puede causar síntomas como dolor de cabeza, dolor de cuello y sensibilidad a la luz. Puede ser necesaria una prueba para saber si hay células leucémicas en el líquido cefalorraquídeo. La punción lumbar es un procedimiento mediante el cual se extrae líquido cefalorraquídeo a través de la inserción de una aguja en el centro de la parte baja de la espalda. También conocida como punción de la médula espinal.

¡Nos interesan sus comentarios!

Nuestro objetivo es brindar información útil y fácil de entender sobre el cáncer. Realice nuestra encuesta para decirnos qué hicimos bien y qué podríamos mejorar.

NCCN.org/patients/feedback

Puntos clave

- En la leucemia mieloide aguda (LMA), se producen cambios anormales que impiden que los glóbulos blancos muy inmaduros, denominados blastocitos mieloides o mieloblastos, se conviertan en células sanguíneas maduras. En consecuencia, se acumulan blastocitos en la médula ósea y en la sangre, lo que hace difícil que la sangre cumpla su función.
- La aspiración o la biopsia es la extracción de una muestra de tejido o grupo de células para analizarla. El diagnóstico de LMA se confirma mediante una aspiración y biopsia de médula ósea.
- En general, para recibir el diagnóstico de LMA, debe haber un veinte por ciento (20 %) o más de mieloblastos presentes en la médula ósea o en la sangre. Esto significa que al menos 1 de cada 5 células son blastocitos.
- En determinados casos, es posible recibir un diagnóstico de LMA con cualquier cantidad de blastocitos, en particular si existen mutaciones genéticas específicas o cromosomas anormales.
- Las pruebas genéticas y de biomarcadores se utilizan para tener más información sobre el subtipo de LMA, dirigir el tratamiento y determinar el curso probable que tomará el cáncer, llamado pronóstico.

Preguntas para hacer

- ¿Qué subtipo de LMA tengo? ¿Qué significa esto en cuanto al pronóstico y a las opciones de tratamiento?
- ¿Hay algún hospital o centro oncológico cercano que se especialice en LMA?
- ¿Qué pruebas tendré que hacerme? ¿Con qué frecuencia se repiten?
- ¿Mi seguro pagará estas pruebas?
- ¿Quién hablará conmigo sobre los pasos que debo seguir? ¿Cuándo?

¿Cuál es el siguiente paso?

En el siguiente capítulo, se proporciona información sobre los tipos de tratamiento, qué esperar del tratamiento y algunos posibles efectos secundarios.

3

Tipos de tratamiento

El tratamiento para todos los tipos de leucemia mieloide aguda (LMA) se hará en fases. El objetivo del tratamiento es lograr la remisión de la LMA. En este capítulo, se presenta una descripción general de los tipos posibles de tratamiento y qué puede esperar. Juntos, usted y su equipo de atención médica elegirán el plan de tratamiento que sea mejor para su subtipo de LMA.

Los resultados de los análisis de sangre, la aspiración y biopsia de médula ósea y los estudios de diagnóstico por imágenes se utilizan para orientar su plan de tratamiento. Es importante que converse periódicamente con el equipo de atención médica sobre los objetivos y su plan de tratamiento.

Su equipo de atención médica

El tratamiento del cáncer requiere un abordaje en equipo. Las decisiones sobre el tratamiento deben estar a cargo de un equipo multidisciplinario de profesionales de atención médica y atención psicosocial de diferentes entornos que tengan conocimiento y experiencia sobre su tipo de cáncer. Este equipo debe reunirse para planificar e implementar su tratamiento. Pregunte quién coordinará su atención.

Su equipo puede incluir a los siguientes especialistas:

- **El hematólogo u oncólogo hematólogo** es un experto en enfermedades de la sangre y tipos de cáncer de la sangre, y trata estas afecciones.
- **El oncólogo médico** trata el cáncer con tratamiento sistémico (farmacológico).
- **El anatomopatólogo o hematopatólogo** analiza las células y los tejidos extraídos durante una biopsia y aporta un diagnóstico

"Tuve mucha suerte de encontrar un oncólogo y equipo de atención médica expertos con quienes pude hablar con franqueza y honestidad durante y después del tratamiento. La toma de decisiones compartida me hizo sentir que mi opinión sobre el tratamiento valía".

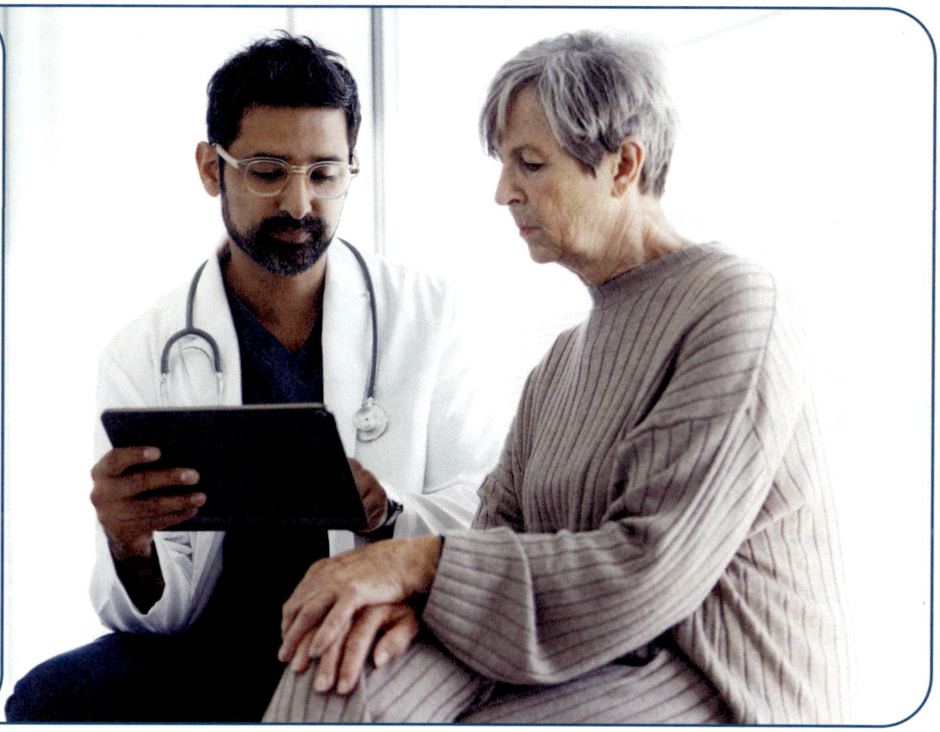

de cáncer e información sobre las pruebas de biomarcadores.

Tratamiento sistémico

La LMA se trata con tratamiento sistémico. El tratamiento sistémico es un tratamiento farmacológico que actúa en todo el cuerpo. Incluye quimioterapia y tratamiento dirigido, como venetoclax. Como la LMA afecta la médula ósea en todo el cuerpo, el tratamiento debe llegar a todas las células leucémicas dondequiera que se encuentren.

Es probable que le coloquen un catéter o un puerto para administrar el tratamiento sistémico, líquidos y productos sanguíneos al cuerpo. El catéter es un tubo largo y delgado que suele colocarse en el brazo. Se coloca en una vena grande y permanece colocado hasta completar el tratamiento. El puerto es un disco pequeño que suele colocarse en el pecho. El tipo y la ubicación del catéter o puerto se adaptará a sus necesidades y planes de tratamiento.

Todos los tratamientos sistémicos que se mencionan en esta guía están recomendados y son adecuados. Cuando resulta útil, los expertos de NCCN también asignan un nivel de preferencia a sus recomendaciones de tratamientos sistémicos:

- Los **tratamientos preferidos** son los que cuentan con más pruebas de que pueden funcionar mejor y pueden ser más seguros que otros.
- Los **otros tratamientos recomendados** pueden proporcionar resultados eficaces, pero puede haber menos pruebas, más efectos secundarios o es posible que no funcionen tan bien como los preferidos.
- **En algunos casos, hay tratamientos específicos** que funcionan mejor para individuos con determinadas características del cáncer o circunstancias de salud.

Quimioterapia

La quimioterapia es el tratamiento habitual para la LMA. La quimioterapia elimina las células de rápida división en todo el cuerpo, tanto las cancerosas como las normales.

La quimioterapia suele ser un líquido que se inyecta lentamente en una vena con una aguja. En la mayoría de los casos, la quimioterapia se realiza en ciclos con días de tratamiento seguidos de días de descanso. Esto permite que el cuerpo se recupere antes del próximo ciclo. La duración de los ciclos varía según la quimioterapia que se utilice. Es posible que pase algún tiempo en el hospital durante el tratamiento.

Tipos de quimioterapia

Hay muchos tipos de quimioterapias que se utilizan para tratar la LMA. Las quimioterapias suelen combinarse. Esto se llama multiquimioterapia o pauta terapéutica con múltiples fármacos. Cada quimioterapia actúa de manera diferente y causa distintos efectos secundarios. Las combinaciones farmacológicas y dosis específicas varían considerablemente. Su equipo de atención médica le explicará por qué se eligen ciertos fármacos para usted, cuándo los recibirá y qué efectos secundarios puede esperar.

Antimetabolitos

Los antimetabolitos evitan la utilización de los elementos básicos del ADN. Estos son algunos ejemplos:

- Cladribina (Mavenclad)
- Clofarabina (Clolar)
- Citarabina (Ara-C)
- Fludarabina
- Hidroxicarbamida (Hydrea)
- Metotrexato

Antraciclinas

Las antraciclinas dañan y alteran la producción de ADN y provocan así la muerte tanto de células cancerosas como no cancerosas. Algunas antraciclinas pueden causar problemas cardíacos y podrían no ser una opción para usted. Hay un límite con respecto a la cantidad que puede recibir a lo largo de su vida. Algunos ejemplos de antraciclinas son daunorrubicina, idarrubicina (Idamycin PFS) y mitoxantrona (Novantrone). El medicamento compuesto por citarabina y daunorrubicina liposomal (CPX-351 o Vyxeos) incluye un antimetabolito y una antraciclina.

Agentes hipometilantes

Los grupos metilo son moléculas que se encuentran en el ADN. Las células leucémicas suelen tener demasiados grupos metilo. Estos grupos adicionales pueden impedir que se activen o desactiven los genes. Los agentes hipometilantes (HMA) impiden que los grupos metilo se unan al ADN. Vuelven a activar los genes silenciados, lo que permite que maduren los blastocitos leucémicos y se transformen en células normales. La azacitidina (Vidaza) y la decitabina (Dacogen) son agentes hipometilantes.

Tratamiento dirigido

El tratamiento dirigido afecta a una característica específica o única de las células cancerosas. Los tratamientos dirigidos buscan observar de qué manera las células cancerosas se desarrollan, se dividen y se mueven en el cuerpo. Estos medicamentos detienen la acción de las moléculas que colaboran con el crecimiento o la supervivencia de las células cancerosas.

Los tratamientos dirigidos no siempre son menos intensos que la quimioterapia, y muchos se administran en conjunto. Los ejemplos de tratamientos dirigidos que podrían administrarse para tratar la LMA se describen en la **Guía 2**.

Guía 2
Ejemplos de tratamiento dirigido

Enumerados en orden alfabético
Enasidenib (Idhifa)
Gemtuzumab ozogamicina (Mylotarg)
Gilteritinib (Xospata)
Glasdegib (Daurismo)
Ivosidenib (Tibsovo)
Midostaurina (Rydapt)
Olutasidenib (Rezlidhia)
Quizartinib (Vanflyta)
Revumenib (Revuforj)
Sorafenib (Nexavar)
Venetoclax (Venclexta)
Ziftomenib (Komzifti)

Las personas con LMA deben buscar tratamiento en los centros oncológicos con experiencia en su tipo de cáncer.

A continuación, se explica cómo se podría utilizar el tratamiento dirigido para tratar la LMA. Algunos de estos fármacos se utilizan como parte de un tratamiento combinado, en lugar de administrarse solos.

Proteína CD33

Gemtuzumab ozogamicina es un tipo de tratamiento dirigido que está unido a un fármaco de quimioterapia. Se une a una proteína de la superficie de la célula llamada CD33 y, luego, entra en la célula. Una vez dentro, se libera la quimioterapia. Muchos blastocitos leucémicos tienen proteínas CD33. Los glóbulos maduros no tienen CD33 y no se ven afectados. Gemtuzumab ozogamicina puede demorar la recuperación de la cantidad de glóbulos y causar problemas hepáticos.

Factor de unión al núcleo

La LMA con factor de unión al núcleo (CBF) se refiere a una leucemia con cambios cromosómicos específicos que suele responder bien a ciertos tratamientos. Gemtuzumab ozogamicina podría utilizarse junto con daunorrubicina y citarabina para tratar la LMA con CBF u otras anomalías genéticas.

Mutación de FLT3

El gilteritinib, el quizartinib, la midostaurina o el sorafenib se utilizan para tratar la LMA con determinadas mutaciones de *FLT3* como *FLT3-ITD* y *FLT3-TKD*. El sorafenib o el quizartinib se utilizan para tratar la LMA con una mutación de *FLT3-ITD*.

Mutación de IDH1 y IDH2

el ivosidenib y el olutasidenib se utilizan para tratar la LMA con una mutación de *IDH1*. El enasidenib se utiliza para tratar la LMA con una mutación de *IDH2*.

Reordenamiento de *KMT2A*

El revumenib se utiliza para tratar la LMA con reordenamiento de *KMT2A*.

El tratamiento habitual es la mejor manera que se conoce para tratar una enfermedad particular de acuerdo con los ensayos clínicos anteriores. Puede haber más de un tratamiento que se considere el tratamiento habitual. Pregúntele a su equipo de atención médica las opciones de tratamiento con las que cuenta y si podría participar de un ensayo clínico.

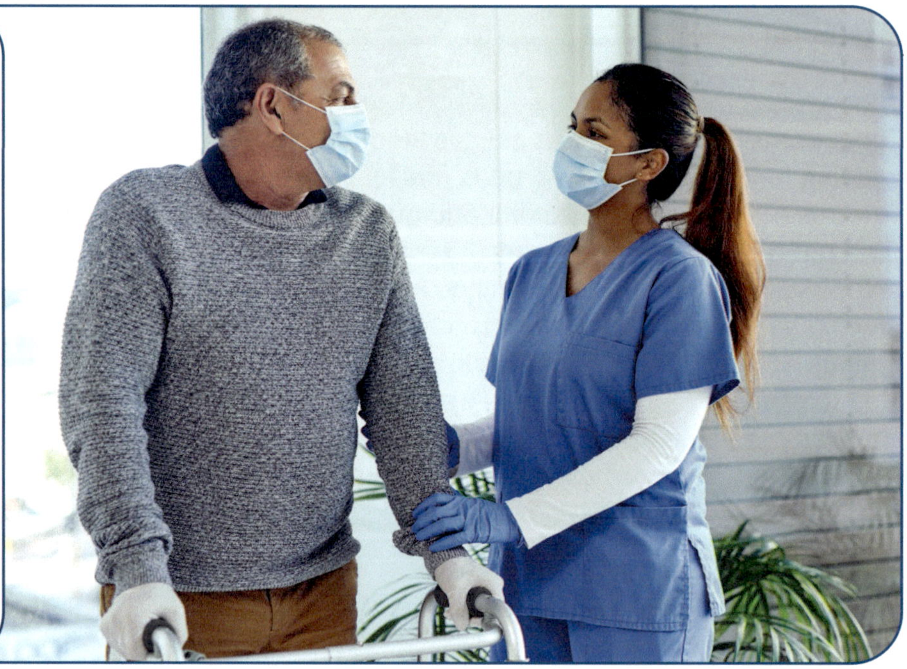

Mutación de *NPM1*
El revumenib o el ziftomenib podrían utilizarse para tratar la LMA con una mutación de *NPM1*.

Venetoclax
El venetoclax se dirige a la proteína BCL-2 para destruir las células cancerosas. Este medicamento combinado con azacitidina o decitabina es un tratamiento inicial común para personas que no toleran la quimioterapia intensiva.

Ensayos clínicos

También podría recibir tratamiento mediante un ensayo clínico. Un ensayo clínico es un tipo de estudio de investigación médica. Después de desarrollar y analizar en un laboratorio nuevas formas posibles de tratar el cáncer, es necesario estudiarlas en las personas.

Si en un ensayo clínico se determina que un fármaco, un dispositivo o un método de tratamiento es seguro y eficaz, es posible que lo apruebe la FDA de Estados Unidos.

Todas las personas con cáncer deben considerar atentamente todas las opciones de tratamiento que existen para tratar su tipo de cáncer, incluidos los tratamientos habituales y los ensayos clínicos. Converse con su médico para evaluar si tiene sentido participar en un ensayo clínico.

Fases

La mayoría de los ensayos clínicos sobre el cáncer se centran en el tratamiento y se realizan por fases.

- En los ensayos de **fase 1**, se estudian la seguridad y los efectos secundarios de un fármaco en investigación o un método de tratamiento.
- En los ensayos de **fase 2**, se evalúa el grado en que un fármaco o método actúa contra un tipo de cáncer específico.
- En los ensayos de **fase 3**, se evalúa el fármaco o el método en comparación con el tratamiento habitual. Si los resultados son buenos, puede ser aprobado por la FDA.
- En los ensayos de **fase 4**, se estudian la seguridad y el beneficio de un tratamiento aprobado por la FDA.

Dónde buscar ensayos clínicos

En los Estados Unidos

Centros oncológicos de NCCN
NCCN.org/cancercenters

The National Cancer Institute (NCI)
cancer.gov/about-cancer/treatment/clinical-trials/search

En el mundo

The U.S. National Library of Medicine (NLM)
clinicaltrials.gov

¿Necesita ayuda para buscar un ensayo clínico?

Servicio de Información de Cáncer (Cancer Information Service, CIS) del NCI
+1 800.4.CANCER (+1 800.422.6237)
cancer.gov/contact

¿Quién puede inscribirse?

Depende de las normas del ensayo clínico, denominadas criterios de elegibilidad. Las normas pueden referirse a la edad, el tipo y el estadio del cáncer, los antecedentes de tratamiento o el estado de salud general. Estos garantizan que los participantes se asemejen en formas específicas y que el ensayo sea lo más seguro posible para los participantes.

Consentimiento informado

Un equipo de investigación administra los ensayos clínicos. Este grupo de expertos revisará el estudio con usted en detalle, incluidos el propósito, y los riesgos y beneficios de participar. Toda esta información también se proporciona en un formulario de consentimiento informado. Lea el formulario detenidamente y haga preguntas antes de firmarlo. Tómese el tiempo que necesite para conversar con personas de su confianza. Tenga en cuenta que puede dejar el ensayo clínico y recibir un tratamiento fuera del ensayo clínico en cualquier momento.

¿Recibiré un placebo?

Los placebos (versiones inactivas de medicamentos reales) casi nunca se usan solos en los ensayos clínicos sobre el cáncer. Es frecuente recibir un placebo con el tratamiento habitual o un medicamento nuevo con el tratamiento estándar. Antes de inscribirse, se le informará, verbalmente y por escrito, si el ensayo clínico tiene previsto el uso de un placebo.

¿Los ensayos clínicos son gratuitos?

No tiene que pagar nada para inscribirse en un ensayo clínico. El patrocinador del estudio paga los costos relacionados con la investigación, incluido el fármaco del estudio. Pero es posible que tenga que pagar otros servicios, como transporte o servicios de cuidado infantil, debido a las consultas adicionales. Durante el ensayo, continuará recibiendo la atención habitual contra el cáncer. Este tipo de atención a menudo está cubierta por el seguro.

El objetivo del TCH es que el nuevo sistema inmunitario reconozca lo que queda de la leucemia como un cuerpo extraño y lo destruya, además de proporcionarle una médula ósea nueva y sana.

Trasplante de células hematopoyéticas

El trasplante de células hematopoyéticas (TCH) o de células madre es un tratamiento del cáncer que sustituye la médula ósea y el sistema inmunitario de una persona por células de un donante para combatir la leucemia. El TCH reemplaza las células madre hematopoyéticas que han sido destruidas por las altas dosis de quimioterapia o radioterapia como parte del proceso de trasplante. Una célula madre hematopoyética es una célula inmadura que puede transformarse en cualquier tipo de célula sanguínea. Los TCH se realizan en centros especializados.

- Muchas personas con LMA no necesitan un TCH.

Hay dos tipos de TCH:

- **Autólogo:** se toman células madre de su cuerpo.
- **Alogénico:** las células madre provienen de un donante que puede o no ser su pariente. En comparación con un TCH autólogo, un TCH alogénico introduce nuevas células inmunitarias del donante que pueden detectar y eliminar mejor las células cancerosas que su sistema inmunitario (lo que se conoce como efecto de injerto contra leucemia). **En la LMA, se prefiere un TCH alogénico a un TCH autólogo**.

TCH alogénico

En un TCH alogénico, se utilizan células madre sanas de un donante que puede o no ser su pariente. Antes de un TCH, se necesita quimioterapia para destruir las células de la médula ósea de donde proviene la enfermedad y crear espacio para las células madre sanas trasplantadas del donante. También debilita el sistema inmunitario para que su cuerpo acepte y no destruya las células trasplantadas. Este proceso se conoce como acondicionamiento. La dosis de acondicionamiento varía según cada persona. También se podría administrar radioterapia como parte del tratamiento de acondicionamiento.

Después del acondicionamiento, recibirá una transfusión de las células madre sanas de un donante compatible con usted. La transfusión es una inyección lenta de hemoderivados a través de una vena. Esto puede llevar varias horas. Las células madre trasplantadas llegarán a la médula ósea y se multiplicarán. Se formarán glóbulos sanguíneos nuevos y sanos. Esto se denomina incorporación del injerto. Suele llevar de 2 a 4 semanas. Hasta entonces, tendrá poca o ninguna defensa inmunitaria. Mientras espera que las células se injerten, es probable que sienta cansancio y debilidad. El TCH tiene efectos secundarios muy graves y posiblemente mortales. Puede que deba permanecer en una habitación muy limpia en el hospital o que se tomen ciertas precauciones frente a las infecciones. Es posible que le administren antibióticos para prevenir o tratar infecciones.

Con frecuencia, se requieren transfusiones de otros hemoderivados. Las transfusiones de glóbulos rojos se realizan para tratar la anemia (cantidad de glóbulos rojos por debajo de lo normal). La transfusión de plaquetas se realiza para tratar la baja cantidad de plaquetas o el sangrado.

El objetivo del trasplante es que el nuevo sistema inmunitario reconozca lo que queda de la leucemia como un cuerpo extraño, lo destruya y le proporcione una médula ósea nueva y sana.

Posibles efectos secundarios

Cada tratamiento tiene efectos secundarios. Se realizarán controles para detectar infecciones, recidivas de la enfermedad y enfermedad de injerto contra huésped (EICH). En la EICH, las células del donante atacan su tejido sano normal y sano como sus órganos y piel. Existen tratamientos para la EICH. Consulte a su equipo de atención médica sobre los posibles efectos secundarios o complicaciones del TCH y cómo esto podría afectar su calidad de vida.

Consulte más información en NCCN Guidelines for Patients: Enfermedad de injerto contra huésped, disponible en NCCN.org/patientguidelines y en la aplicación NCCN Patient Guides for Cancer.

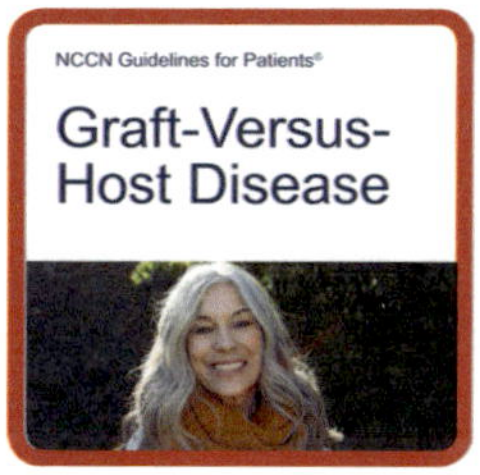

Puntos clave

- El plan de tratamiento se basa en la edad y otros factores, como su estado funcional y su estado general de salud. El estado funcional es su nivel general de estado físico.
- El tratamiento sistémico actúa en todo el cuerpo. La leucemia mieloide aguda (LMA) se trata con tratamiento sistémico.
- El trasplante de células hematopoyéticas (TCH) tiene por objetivo restaurar la capacidad del cuerpo para producir glóbulos normales reemplazando las células madre cancerosas de la médula ósea por células madre sanas.
- Un ensayo clínico es un tipo de investigación que estudia un tratamiento para determinar qué tan seguro es y qué tan bien funciona.

Preguntas para hacer

- ¿Qué tratamientos recomienda y por qué?
- ¿Qué puedo esperar del tratamiento?
- ¿Existen recursos que ayuden a pagar el tratamiento u otros cuidados que pueda necesitar?
- ¿Qué opciones de ensayos clínicos están disponibles?
- ¿Reúno las condiciones para realizarme un trasplante de células hematopoyéticas?

¿Cuál es el siguiente paso?

Ahora que ha leído sobre los diferentes tipos de tratamiento y qué esperar, en el siguiente capítulo se mencionan algunos de los efectos secundarios generales de los tratamientos y qué se puede hacer para controlarlos.

4

Tratamiento complementario

El tratamiento complementario ayuda a controlar los síntomas del cáncer y los efectos secundarios de su tratamiento. En este capítulo, se analizan los posibles efectos secundarios.

¿Qué es el tratamiento complementario?

El tratamiento complementario es una parte importante de su atención oncológica. Tiene como objetivo mejorar su calidad de vida durante el tratamiento del cáncer y después de este.
El tratamiento complementario es para todas las personas con cáncer y sus familias, no solo para las que se encuentran al final de la vida. También se conoce como cuidados paliativos.

El tratamiento complementario incluye una amplia variedad de servicios. Previene o maneja los síntomas del cáncer y los efectos secundarios del tratamiento del cáncer, como el dolor y la fatiga relacionada con la enfermedad. También aborda los problemas mentales, sociales, emocionales y espirituales a los que se enfrentan las personas con cáncer.

El tratamiento complementario proporciona ayuda con otras necesidades, como las siguientes:

- Toma de decisiones sobre el tratamiento
- Coordinación de la atención médica
- Pago de la atención médica
- Planificación anticipada de la atención y relacionada con el final de la vida

El tratamiento complementario se administra junto con el tratamiento de la leucemia y no implica que se debe interrumpir el tratamiento del cáncer. Para saber más sobre los tipos de apoyo que puede recibir, consulte *NCCN Guidelines for Patients: Cuidados paliativos* en NCCN.org/patientguidelines y en la aplicación NCCN Patient Guides for Cancer.

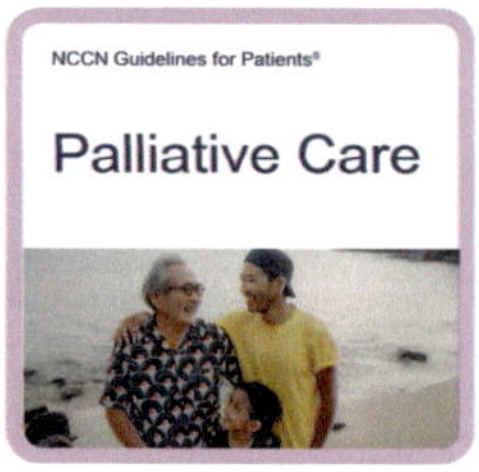

Efectos secundarios generales

El tratamiento del cáncer puede causar problemas de salud no deseados, llamados efectos secundarios. Algunos efectos secundarios pueden ser desagradables. Otros pueden ser perjudiciales para la salud. Los efectos secundarios dependen de muchos factores. Estos factores incluyen el tipo de medicamento y la dosis, la duración del tratamiento y la persona.

Se realizarán controles durante todo el tratamiento para detectar efectos secundarios o reacciones no deseadas (adversas). A continuación, se describen algunos posibles efectos secundarios más generales. No se enumeran en orden de importancia.

La información sobre el tratamiento complementario específico para la leucemia mieloide aguda (LMA), la **leucemia promielocítica** aguda (LPA) y el tratamiento de la neoplasia de células dendríticas plasmocitoides blásticas (NCDPB) se encuentra en los Capítulos 5, 6 y 7.

Coágulos sanguíneos

El tratamiento del cáncer puede causar coágulos sanguíneos. Esto pueden obstruir el flujo sanguíneo y el oxígeno a las diferentes partes del cuerpo. Los coágulos sanguíneos pueden desprenderse y desplazarse a otras partes del cuerpo donde pueden causar problemas respiratorios, derrames cerebrales u otros problemas.

Diarrea o estreñimiento

La diarrea son evacuaciones intestinales frecuentes y acuosas. Su equipo de atención médica le dirá cómo tratar la diarrea. Cuando se presenta, es importante beber mucho líquido.

El estreñimiento también es común, especialmente si se toman ciertos analgésicos, como analgésicos narcóticos y algunos medicamentos contra las náuseas. El estreñimiento se refiere a evacuaciones menos frecuentes y más difíciles. A menudo, se recomienda beber líquidos, mantenerse en actividad y tomar medicamentos para el estreñimiento.

Malestar emocional

Es común tener depresión, ansiedad y problemas para dormir al recibir un diagnóstico de cáncer. Hable con su equipo de atención médica y con quienes se encuentra a gusto sobre cómo se siente. Se pueden recomendar servicios, personas y medicamentos para ayudar a aliviar el malestar.

Fatiga

La fatiga es un estado de cansancio físico o mental que se siente por una falta de energía, motivación o resistencia. Puede ser provocada por el cáncer o puede ser un efecto secundario del tratamiento. Hágale saber a su equipo de atención médica cómo se siente y si la fatiga le impide hacer las cosas que disfruta. Cumplir con una dieta equilibrada, hacer ejercicio, yoga, acupuntura y recibir masajes puede ayudar. Es posible que se solicite una derivación a un nutricionista o dietista para que le brinde ayuda con la fatiga.
Es importante intentar mantenerse en actividad.

Informe a su equipo de atención médica sobre todos los efectos secundarios, incluso si presenta síntomas nuevos o si estos empeoran, para que se puedan controlar.

Infección

Las infecciones ocurren con mayor frecuencia y son más graves en las personas con un sistema inmunitario debilitado. El tratamiento farmacológico para la LMA puede debilitar las defensas naturales del cuerpo contra las infecciones.
Si no se tratan a tiempo, pueden ser fatales.

La neutropenia, una baja cantidad de glóbulos blancos que suele presentarse durante el tratamiento, puede causar infecciones frecuentes o graves. Cuando una persona con neutropenia presenta fiebre, se denomina neutropenia febril (NF). La fiebre es una temperatura corporal superior a 38 °C (100,4 °F). Con NF, el riesgo de infección puede ser mayor de lo normal. Esto se debe a que una baja cantidad de glóbulos blancos puede causar una menor capacidad de combatir infecciones. A veces, la infección puede deberse al ingreso de bacterias al torrente sanguíneo, lo cual es muy peligroso. La NF es un efecto secundario de algunos tipos de tratamientos sistémicos. Pregunte a su equipo de atención médica cómo prevenir la NF, qué observar y qué hacer en caso de emergencia.

Inapetencia

Los efectos secundarios del cáncer o su tratamiento y el estrés de tener cáncer pueden hacer que no tenga apetito o sienta malestar estomacal (náuseas). Es posible que tenga la boca dolorida o dificultades para tragar.

Comer de forma saludable es importante durante el tratamiento. Incluye consumir una dieta equilibrada, ingerir la cantidad adecuada de comida y beber una cantidad suficiente de líquidos. Un nutricionista matriculado que sea experto en nutrición y alimentos puede ayudar.

Baja cantidad de glóbulos sanguíneos

Algunos tratamientos para el cáncer provocan baja cantidad de glóbulos sanguíneos.

- La **anemia** es una afección en la que su cuerpo no tiene una cantidad suficiente de glóbulos rojos sanos, lo que causa que se transporte menos oxígeno a los órganos. Puede cansarse fácilmente si tiene anemia.
- La **neutropenia** hace referencia a una disminución de neutrófilos, un tipo de glóbulo blanco. Esto implica un riesgo de sufrir infecciones.
- La **trombocitopenia** es una afección en la que no hay suficientes plaquetas presentes en la sangre. Esto implica un riesgo de sufrir sangrado.

Náuseas y vómitos

Las náuseas y los vómitos son efectos secundarios comunes del tratamiento. Puede que se le administren medicamentos para prevenir las náuseas y los vómitos.

Neuropatía y neurotoxicidad

Algunos tratamientos pueden dañar el sistema nervioso (neurotoxicidad) y causar neuropatía y problemas de concentración, memoria y pensamiento. La neuropatía es un problema de las terminaciones nerviosas que causa dolor, entumecimiento, hormigueo o debilidad muscular en diferentes partes del cuerpo. Por lo general, comienza en las manos o los pies y empeora con ciclos adicionales de tratamiento. La mayoría de las veces, la neuropatía mejora gradualmente y puede desaparecer después del tratamiento.

Dolor

Informe a su equipo de atención médica si sufre dolores o molestias. Es posible que se reúna con un especialista en cuidados paliativos o con un especialista en dolor para controlarlo.

Recursos sobre el tratamiento complementario

Puede encontrar más información sobre el tratamiento complementario en NCCN.org/patientguidelines y en la aplicación NCCN Patient Guides for Cancer.

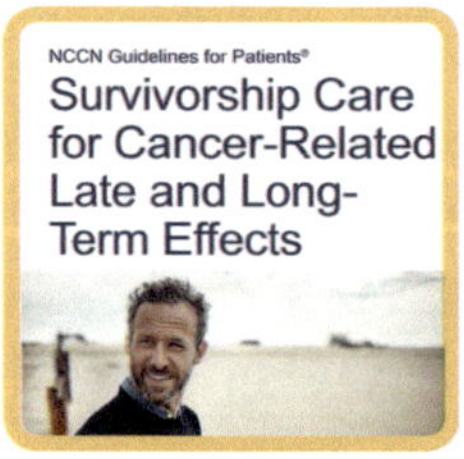

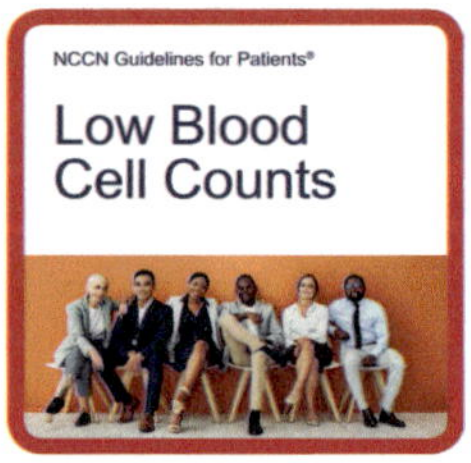

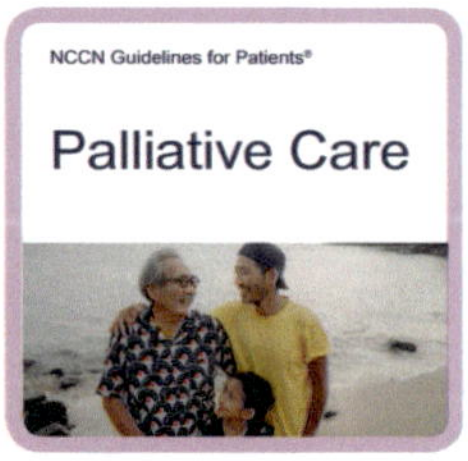

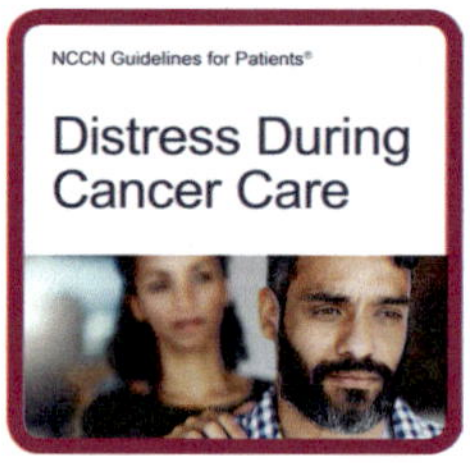

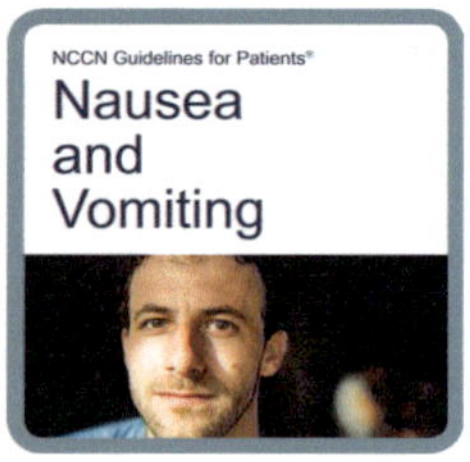

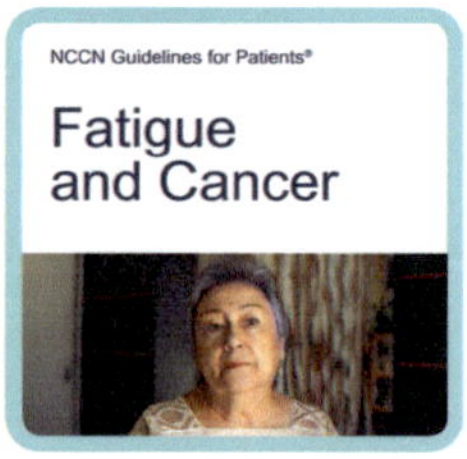

Cuidados paliativos

Los cuidados paliativos son adecuados para todas las personas, independientemente de la edad, el estadio del cáncer o la necesidad de recibir otros tratamientos. Se enfoca en las necesidades físicas, emocionales, sociales y espirituales que afectan la calidad de vida.

Transfusiones

Es posible que se necesiten transfusiones de sangre durante el tratamiento de la LMA. Una transfusión es una infusión lenta de hemoderivados, como glóbulos rojos o plaquetas en una vena. Con el tiempo, el organismo puede empezar a rechazar las transfusiones de sangre si el sistema inmunitario desarrolla anticuerpos contra las células sanguíneas de otros donantes.

Efectos tardíos

Los efectos tardíos son efectos secundarios que ocurren meses o años después de que se diagnostica una enfermedad o se finaliza el tratamiento. Los efectos tardíos pueden ser causados por el cáncer o el tratamiento del cáncer. Pueden incluir problemas de salud física, mental y social y otros tipos de cáncer. Cuanto antes se traten los efectos tardíos, mejor. Pregúntele a su equipo de atención médica qué efectos tardíos podrían presentarse. Esto le permitirá saber qué alternativa buscar.

Supervivencia

Una persona es sobreviviente del cáncer desde el momento del diagnóstico hasta el final de su vida. Después del tratamiento, se controlará su salud para determinar los efectos secundarios del tratamiento y la reaparición del cáncer. Esto es parte de un plan de atención de supervivencia. Es importante que no falte a las visitas de seguimiento y a las citas para los estudios de diagnóstico por imágenes. Averigüe quién coordinará su tratamiento de seguimiento.

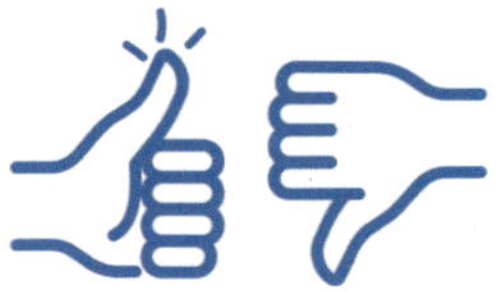

¡Cuéntenos qué opina!

Tómese un momento para completar una encuesta en línea sobre NCCN Guidelines for Patients.
NCCN.org/patients/response

Puntos clave

- El tratamiento complementario es atención médica que alivia los síntomas causados por el cáncer o su tratamiento y mejora la calidad de vida. Siempre se administra el tratamiento complementario.
- Todos los tratamientos para el cáncer causan problemas de salud no deseados llamados efectos secundarios. Es importante que le informe a su equipo de atención médica sobre todos sus efectos secundarios para que se puedan controlar.
- Algunos efectos secundarios son muy poco frecuentes. Pregunte a su equipo de atención médica qué puede esperar.
- Avise a su equipo de atención médica si tiene síntomas nuevos o si los síntomas se agravan.
- Una persona es sobreviviente del cáncer desde el momento del diagnóstico hasta el final de su vida. Después del tratamiento, se controlará su salud para determinar los efectos secundarios del tratamiento y la reaparición del cáncer.

Preguntas para hacer

- ¿Qué efectos secundarios podría sufrir con el tratamiento?
- ¿Cómo se tratan estos efectos secundarios?
- ¿Qué debo hacer si noto cambios en mi afección?
- ¿Qué debo hacer si noto algún efecto secundario el fin de semana o fuera del horario de atención?
- ¿Podrá mi equipo de atención médica comunicarse con el equipo del servicio de emergencias o de urgencias?

¿Cuál es el siguiente paso?

Ahora que ha leído sobre los diferentes tipos de tratamiento y qué esperar, en el siguiente capítulo se explican las opciones de tratamiento específicas para las personas con LMA.

5

Tratamiento de la LMA

Existen muchos subtipos de leucemia mieloide aguda (LMA). La mayoría de los subtipos se tratan con una combinación intensiva de quimioterapia. La LMA con una mutación específica puede tratarse con tratamiento dirigido. El tratamiento tiene como objetivo conseguir la remisión de la leucemia para que la médula ósea pueda volver a producir células sanguíneas normales.

Descripción general

En la LMA, se producen cambios anormales que impiden que los glóbulos blancos muy inmaduros, denominados mieloblastos, se conviertan en células sanguíneas maduras.

Subtipos de LMA

Hay muchos subtipos de LMA. Se agrupan y tratan en función de la presencia o ausencia de ciertas mutaciones genéticas o cromosomas anormales que se encuentran dentro de las células leucémicas y otros factores. La mayoría de los subtipos de LMA se tratan de la misma manera.

¿Cómo se diagnostica la LMA?

Para recibir el diagnóstico de LMA, debe haber mieloblastos presentes en la médula ósea o en la sangre. En el momento del diagnóstico, a la mayoría de las personas se le hará una aspiración y biopsia de médula ósea. A algunas personas le harán una punción lumbar si hay signos y síntomas de leucemia del sistema nervioso central.

¿Qué causa la LMA?

La LMA puede presentarse por ciertos motivos conocidos, pero con frecuencia no se puede determinar una causa clara. Ciertos tratamientos para otros tipos de cáncer, como la radioterapia o tipos específicos de quimioterapia, pueden causar LMA más adelante. El síndrome mielodisplásico (SMD) y otros cánceres crónicos de médula ósea pueden convertirse en LMA. El SMD es un tipo de cáncer que se produce cuando la médula ósea deja de producir suficientes glóbulos sanguíneos sanos y se encuentran glóbulos anormales. La LMA también puede estar presente en ciertas familias, aunque no es muy habitual.

Fases de tratamiento

El objetivo de la fase de inducción del tratamiento es lograr la remisión completa de la LMA. En la remisión completa, se suprimen los blastocitos de la leucemia, lo que permite que se recupere el funcionamiento normal de la médula ósea. Sin embargo, las células leucémicas no detectadas pueden persistir y a veces regresar, lo que provoca una recidiva del cáncer. Después de la fase de inducción, se puede administrar tratamiento de consolidación para lograr una remisión profunda. A algunas personas se les ofrece tratamiento de mantenimiento para prolongar la remisión.

> **"Defienda sus intereses. Converse con alguien que haya pasado por lo mismo que usted. Haga muchas preguntas, incluso las que tenga miedo de hacer. Tiene que protegerse y cerciorarse de tomar las mejores decisiones y recibir la mejor atención para su caso en particular".**

Es importante tener en cuenta que algunos tratamientos farmacológicos no tienen etapas de tratamiento. En este caso, el tratamiento será continuo e ininterrumpido.

Respuestas al tratamiento

Hay distintos tipos de respuesta al tratamiento. Cuando no hay indicios de cáncer, esto se denomina respuesta completa o remisión completa (RC). Esto no siempre significa que se ha curado la LMA; todavía puede haber células leucémicas indetectables. La remisión puede ser a corto plazo (temporal) o de larga duración (permanente). También es posible la remisión parcial (RP) y una remisión completa con recuperación hematológica parcial (RCh) o con recuperación incompleta de la sangre (RCi). Pregunte a su equipo de atención médica qué pueden significar estos términos para su tipo de LMA.

La médula ósea tarda tiempo en volver a producir glóbulos sanguíneos normales. Esto se denomina recuperación. Cuando la médula ósea comienza a recuperarse, pero aún no lo hizo por completo, se denomina hipoplasia.

En remisión completa:

- La leucemia no es detectable, pero se suele necesitar tratamiento adicional para evitar su reaparición.
- Los valores de su hemograma han vuelto a la normalidad.
- Tiene menos del cinco por ciento (5 %) de blastocitos en su médula ósea (o menos de 5 blastocitos por cada 100 glóbulos sanguíneos).

El tratamiento para la LMA puede durar varios años. Se describen a continuación las distintas fases.

Inducción

La inducción es la primera fase del tratamiento. Se llama también inducción de la remisión. El objetivo es reducir la cantidad de blastocitos y que la LMA entre en remisión. A medida que disminuye el número de blastocitos, también disminuyen otras células producidas por la médula ósea, como los glóbulos rojos y las plaquetas. La médula ósea necesita tiempo para recuperarse, unas 4 a 6 semanas, para que los glóbulos vuelvan a tener niveles normales. El tratamiento intenta restaurar el proceso de producir glóbulos sanguíneos normales. Cuando los valores sean normales, le volverán a hacer análisis de médula ósea para ver si la leucemia está en remisión.

Si el tratamiento no reduce la cantidad de blastocitos, puede recibir otro tratamiento llamado reinducción. Si sigue habiendo blastocitos después de la reinducción, puede encontrar las opciones de tratamiento en *Enfermedad recidivante o resistente* en la página 46.

Enfermedad residual mensurable o mínima

En la enfermedad residual mensurable o mínima (ERM), pruebas de laboratorio muy sensibles, como la PCR, detectan células leucémicas en la médula ósea. Cuando las pruebas detectan ERM, se denomina resultado positivo de ERM o ERM positiva (ERM+). La positividad de la ERM no significa que el tratamiento no haya sido exitoso, pero puede orientar los siguientes pasos.

Los resultados de la ERM pueden influir en las decisiones sobre el trasplante de células hematopoyéticas (TCH) o tratamiento adicional. Pregunte a su equipo de atención médica cuáles serán los siguientes pasos.

Consolidación

Se le dará tiempo a su sangre para que se recupere antes de comenzar la consolidación. La consolidación es la segunda fase del tratamiento. Se llama también tratamiento de posremisión. La consolidación trata los blastocitos que pueden haber sobrevivido a la inducción. La consolidación puede hacerse para prevenir la recidiva mientras espera el trasplante de células hematopoyéticas (TCH).

Seguimiento

Le harán análisis de sangre con frecuencia durante la inducción y la consolidación. Es posible que le hagan análisis de médula ósea también.

Mantenimiento

Para algunas personas, el mantenimiento es la fase final del tratamiento. El objetivo es prolongar la remisión, y el tratamiento puede continuar durante varios meses o años.

Vigilancia

La vigilancia supervisa cualquier cambio en su afección después de la remisión o un TCH. Se le realizarán pruebas durante el período de vigilancia para verificar si hay signos de recidiva.

Descripción general del tratamiento

El tratamiento de la LMA no es igual para todas las personas. A medida que el cuerpo envejece, puede tener dificultades para tolerar dosis más altas o tratamientos oncológicos más intensos. Además de la edad, el estado general de salud, el nivel general de su estado físico (estado funcional) y el riesgo genético influyen en las decisiones sobre el tratamiento. Algunos tipos de cáncer como la LMA se tratan de manera más agresiva que otros. Un tratamiento intensivo puede tener más efectos secundarios o tener dosis más altas que un tratamiento de menor intensidad.

El tratamiento intensivo no es necesariamente mejor. Es igualmente posible lograr una remisión o una respuesta completa con tratamientos de menor intensidad.

Todos los tratamientos conllevan riesgos. Hable con su equipo de atención médica sobre estos riesgos y por qué un determinado tratamiento puede ser mejor para usted. Conozca cómo el tratamiento puede afectar su calidad de vida y longevidad. Sus preferencias sobre el tratamiento también son importantes.

Grupos de riesgo

ELN hace referencia al sistema desarrollado por European LeukemiaNet (ELN), específicamente para la LMA. Este sistema clasifica a las personas con LMA en diferentes grupos de riesgo en función de diversos factores, como la edad, la citogenética (anomalías cromosómicas), la genética molecular (mutaciones genéticas) y la respuesta al tratamiento inicial. El objetivo de esta clasificación del riesgo es ayudar a los profesionales de la salud a predecir el curso probable de la enfermedad (pronóstico) y adaptar las estrategias de tratamiento en consecuencia.

- El sistema de clasificación de riesgos ELN 2022 se utiliza para identificar a las personas que reciben tratamiento de inducción intensivo y que podrían beneficiarse de tratamientos más agresivos.
- El sistema de clasificación de riesgos ELN 2024 se utiliza para predecir la respuesta al tratamiento en quienes reciben una inducción menos intensiva.

Los grupos de riesgo describen el comportamiento de la leucemia, no la fortaleza ni la capacidad de la persona para responder al tratamiento. Los grupos de riesgo se utilizan para tomar decisiones sobre el tratamiento y para obtener información sobre el curso probable que tendrá su cáncer. Esto se llama pronóstico. Los grupos de riesgo se utilizan junto con otros factores, como la edad y su estado general de salud, para planificar el tratamiento. Consulte la **Guía 3**.

Algunos tratamientos se basan en grupos de riesgo, mientras que otros son específicos de un subtipo de LMA, por ejemplo:

- LMA relacionada con el tratamiento (LMA causada por un tratamiento anterior para un cáncer diferente).
- Las personas con síndrome mielodisplásico (SMD) o leucemia mielomonocítica crónica (LMMC) (antes llamada antecedente de SMD o LMMC).
- LMA con cambios cromosómicos coincidentes con SMD. Antes se denominaba LMA con cambios relacionados con mielodisplasia (LMA-MRC).

Guía 3
Grupos de riesgo de ELN para la LMA

Riesgo bajo	Incluye cualquiera de los siguientes genes anormales: • t(8;21)(q22;q22.1)/*RUNX1::RUNX1T1* • inv(16)(p13.1q22) o t(16;16)(p13.1q22)/*CBFB::MYH11* • Mutación de *NPM1* sin *FLT3*-ITD • Mutación bZIP dentro del marco de lectura en *CEBPA*
Riesgo intermedio	Incluye cualquiera de los siguientes genes anormales: • Mutación de *NPM1* con *FLT3*-ITD • *NPM1* natural con *FLT3*-ITD (sin lesiones genéticas de riesgo adverso) • t(9;11)(p21.3;q23.3)/*MLLT3::KMT2A* • Otras anomalías no clasificadas como favorables ni adversas
Riesgo alto	Incluye cualquiera de los siguientes genes anormales: • t(6;9)(p23;q34.1)/*DEK::NUP214* • t(v;11q23.3)/*KMT2A* reordenado • t(9;22)(q34.1;q11.2)/*BCR::ABL1* • t(8;16)(p11.2;p13.3)/*KAT6A::CREBBP* • inv(3)(q21.3q26.2) o t(3;3)(q21.3;q26.2)/*GATA2, MECOME(EVI1)* • *t(3q26.2;v)/MECOM(EVI1)* reordenado • -5 o del(5q); -7; -17/abn(17p) • Cariotipo complejo, cariotipo monosómico • Mutación de *ASXL1, BCOR, EZH2, RUNX1, SF3B1, SRSF2, STAG2, U2AF1* o *ZRSR2* • Mutación de *TP53*

Inducción intensiva

Riesgo moderado y bajo

En la **Guía 4**, puede encontrar una lista de todas las opciones de inducción intensiva para los grupos de riesgo moderado y bajo.

Riesgo alto

Las opciones de inducción para grupos de riesgo alto se pueden encontrar en la **Guía 5**.

Guía 4
Grupos de riesgo moderado y bajo: opciones de inducción intensiva

LMA con factor de unión al núcleo (CBF) de riesgo bajo	Tratamiento preferido: • Habitual 7+3 (7 días de citarabina más 3 días de daunorrubicina o idarrubicina) más gemtuzumab ozogamicina si presenta CD33.
	Otros tratamientos recomendados: • Habitual 7+3. • FLAG-IDA más gemtuzumab ozogamicina si presenta CD33. FLAG-IDA incluye fludarabina, citarabina, factor estimulante. de colonias de granulocitos (G-CSF) e idarrubicina.
	Tratamiento utilizado en ciertos casos: • FLAG más gemtuzumab ozogamicina si presenta CD33.
LMA de riesgo moderado o bajo según ELN	Tratamiento preferido: • Habitual 7+3.
	Otros tratamientos recomendados: • Habitual 7+3 más gemtuzumab ozogamicina si presenta CD33. • FLAG-IDA. • FLAG-IDA más gemtuzumab ozogamicina si presenta CD33. • CLAG-M (cladribina más citarabina, G-CSF y mitoxantrona).
LMA con mutación de *FLT3*-ITD	• Habitual 7+3 más midostaurina o quizartinib.
LMA con mutación de *FLT3*-TKD	• Habitual 7+3 más midostaurina.

Inducción menos intensiva

No todas las personas quieren o pueden tolerar un tratamiento de inducción intensivo. La edad, el estado de salud general y las características de la enfermedad tienen una función importante. Es igualmente posible lograr una respuesta completa con un tratamiento de inducción menos intensivo. Muchas personas logran remisiones prolongadas con un tratamiento de menor intensidad. Por lo general, la quimioterapia menos intensiva continuará de manera indefinida, siempre que esté controlando la enfermedad y no haya un exceso de toxicidad.

Guía 5
Grupos de riesgo alto: opciones de inducción

LMA relacionada con el tratamiento (no LMA-CBF), antecedentes de SMD o LMMC, o LMA con cambios cromosómicos coincidentes con SMD	Tratamientos preferidos: • Encapsulación liposomal de CPX-351/doble fármaco de citarabina y daunorrubicina (opción preferida para personas de 60 años o más) • Habitual 7+3 (opción preferida para personas de 60 años o menos)
	Otros tratamientos recomendados: • Encapsulación liposomal de CPX-351/doble fármaco de citarabina y daunorrubicina (para personas de menos de 60 años) • Habitual 7+3 (para personas de 60 años o más) • Decitabina más venetoclax • Azacitidina más venetoclax • CLIA (cladribina, idarrubicina y citarabina) • FLAG-IDA (fludarabina, citarabina, G-CSF e idarrubicina) más venetoclax
LMA de riesgo alto	Se recomiendan los ensayos clínicos.
	Otros tratamientos recomendados: • Habitual 7+3 • Encapsulación liposomal de CPX-351/doble fármaco de citarabina y daunorrubicina • FLAG-IDA • Decitabina más venetoclax • Azacitidina más venetoclax • CLAG-M (cladribina con citarabina, G-CSF y mitoxantrona) • CLIA más venetoclax • FLAG-IDA más venetoclax
LMA de riesgo alto con mutación de *TP53* o anomalía de del(17p)	• Ensayo clínico

Este medicamento combinado con azacitidina o decitabina es un tratamiento inicial común para personas que no toleran la quimioterapia intensiva.

Las opciones de tratamiento se basan en la presencia o ausencia de determinadas mutaciones genéticas aprovechables. Una mutación aprovechable es aquella que es probable que responda a un tratamiento dirigido. Las mutaciones aprovechables incluyen *IDH1*, *IDH2* y *FLT3*.

En la **Guía 6**, puede encontrar una lista de las opciones de tratamiento.

Guía 6
Opciones de inducción menos intensiva

LMA con mutación de *IDH1*	Tratamientos preferidos: • Azacitidina o decitabina más venetoclax. • Azacitidina más ivosidenib.
	Otros tratamientos recomendados: • Ivosidenib.
	Tratamientos utilizados en determinados casos: • Dosis baja de citarabina (LDAC) más venetoclax. • Azacitidina o decitabina. • Olutasidenib.
LMA sin mutación de *IDH1*	Tratamiento preferido: • Azacitidina o decitabina más venetoclax.
	Otros tratamientos recomendados: • Cladribina más LDAC más venetoclax.
	Otros tratamientos recomendados: • LDAC más venetoclax. • Azacitidina o decitabina. • LDAC más glasdegib. • LDAC. • Gilteritinib con o sin azacitidina (mutación de *FLT3*-ITD o TKD). • Enasidenib con o sin azacitidina (mutación de *IDH2*). • Gemtuzumab ozogamicina si presenta CD33.

Después de la inducción

Su próxima tanda de inducción se basará en el tratamiento que recibió primero y en cómo respondió la LMA al tratamiento. Las opciones de tratamiento se basan en la cantidad de cáncer o blastocitos que quedan después de la inducción, lo que se llama enfermedad residual mensurable o mínima. En la hipoplasia, la médula ósea está comenzando a recuperarse, pero no lo ha hecho por completo. El tratamiento posterior se basa en si hubo respuesta completa o menos de una respuesta completa a la inducción.

- **Si hubo una respuesta completa** (remisión), el tratamiento podría ser una quimioterapia con citarabina, la continuación de un tratamiento anterior o un trasplante de células hematopoyéticas (TCH). Un ensayo clínico también es una opción si está disponible y es lo que quiere.
- **Si hubo menos de una respuesta completa** o el cáncer progresó, las opciones incluyen quimioterapia, tratamiento dirigido, un ensayo clínico, un TCH o el mejor tratamiento complementario. El mejor tratamiento complementario es el tratamiento para mejorar la calidad de vida y aliviar las molestias.

Se puede realizar una punción lumbar en personas que no presentan síntomas, pero tienen riesgo de desarrollar leucemia cerebral. Existen criterios especiales para determinar quién está en riesgo.

Mantenimiento

No todas las personas que se sometieron a una inducción intensiva recibirán tratamiento de mantenimiento. Si se administra, es probable que sea azacitidina, una quimioterapia.

Las personas que comenzaron con un tratamiento de menor intensidad y lograron una respuesta generalmente continúan con el mismo tratamiento.

Para las personas con antecedentes de mutación de *FLT3*, el mantenimiento podría ser un tratamiento dirigido.

En el caso de las personas que hayan recibido un TCH, el mantenimiento dependerá de su situación específica.

Vigilancia

La vigilancia es un período de prueba que comienza después de la remisión para controlar la recidiva o la reaparición del cáncer. Durante este período, se le realizará un hemograma completo (HC) cada 1 a 3 meses durante 2 años. Después de eso, el HC debe repetirse cada 3 a 6 meses durante un máximo de 5 años. Puede necesitarse una aspiración y biopsia de médula ósea.

Enfermedad recidivante o resistente

Cuando la leucemia reaparece, se denomina recidiva. El objetivo del tratamiento es volver a lograr la remisión. Puede recibir tratamiento para evitar que los blastocitos se extiendan al cerebro y a la columna vertebral. La búsqueda de un donante de TCH debe iniciarse en la primera recidiva, si esta es una opción que se está considerando.

Guía 7
Tratamiento dirigido en función de la mutación

LMA con mutación de *FLT3*-ITD
- Gilteritinib
- Agentes hipometilantes (HMA) como azacitidina o decitabina más sorafenib
- Quizartinib

LMA con mutación de *FLT3*-TKD
- Gilteritinib

LMA con mutación de *IDH1*
- Ivosidenib
- Olutasidenib

LMA con mutación de *IDH2*
- Enasidenib

LMA con reordenamiento de *KMT2A*
- Revumenib

LMA con mutación de *NPM1*
- Revumenib
- Ziftomenib

LMA con presencia de CD33
- Gemtuzumab ozogamicina

Cuando la leucemia no responde al tratamiento o empeora durante este, se conoce como cáncer refractario o resistente. El cáncer puede ser resistente al comienzo del tratamiento o puede volverse resistente durante el tratamiento. Hay nuevos tratamientos y ensayos clínicos que siguen ampliando las opciones para la LMA recidivante.

Se deben realizar o repetir los pruebas de biomarcadores (incluidas las mutaciones de *NPM1*, *IDH1*, *IDH2* y *FLT3*) en cada recidiva o progresión para determinar las opciones de tratamiento.

Para la LMA recidivante o LMA que deja de responder al tratamiento después de la consolidación, estas son las opciones:

- Ensayo clínico (se prefiere ampliamente).
- Tratamiento dirigido o quimioterapia seguida de TCH.
- Mejor tratamiento complementario.
- Enfoques de tratamiento estándar que no tenía antes.

En la **Guía 7**, puede encontrar una lista de todas las opciones de tratamiento dirigido basados en la mutación para la enfermedad recidivante o resistente al tratamiento.

En la **Guía 8**, puede encontrar las opciones de quimioterapia para la enfermedad recidivante o resistente al tratamiento.

Tratamiento complementario de la LMA

El tratamiento complementario tiene como objetivo mejorar su calidad de vida. Incluye la atención de los problemas de salud causados por el cáncer o por su tratamiento. Se llama también cuidados paliativos.

A continuación, se describen algunos tipos de tratamientos complementarios. Solicite más información a su equipo de atención médica.

Transfusiones de sangre

La transfusión es un procedimiento que reemplaza la sangre o los componentes de la sangre, como los glóbulos rojos o las plaquetas. Durante el tratamiento, puede necesitar transfusiones de sangre. La transfusión de sangre es un procedimiento de rutina por el que se administra sangre donada a través de una vena del brazo. Una transfusión de sangre suele durar de 1 a 4 horas, en función de la cantidad y qué parte de la sangre necesite.

La mayoría de los glóbulos blancos se eliminan de la sangre del donante para las personas con LMA que reciben una transfusión. Si el tratamiento suprimirá su sistema inmunitario, la sangre del donante también se tratará con radiación. Estos pasos ayudan a evitar que la sangre del donante ataque su cuerpo. También ayudan a prevenir infecciones.

Si no desea recibir transfusiones de sangre

El tratamiento sin transfusiones de sangre suele denominarse atención sin sangre o sin transfusiones. El tratamiento de la LMA requiere el uso de sangre y hemoderivados para el tratamiento complementario. Si no desea recibir transfusiones o determinados hemoderivados, hágalo saber.

Guía 8
Opciones de quimioterapia: enfermedad recidivante o resistente

Tratamiento intensivo	• Cladribina más citarabina, factor estimulante de colonias de granulocitos (G-CSF). Se podría agregar mitoxantrona o idarrubicina. • Citarabina. Se podría agregar daunorrubicina, idarrubicina o mitoxantrona. • Fludarabina más citarabina y G-CSF. Se podría agregar idarrubicina, venetoclax o ambos. • Etopósido más citarabina. Se podría agregar mitoxantrona. • Clofarabina. Se podría agregar citarabina, idarrubicina o ambas. • CLIA (cladribina, idarrubicina y citarabina) más venetoclax.
Tratamiento menos intensivo	• Azacitidina o decitabina. • Azacitidina o decitabina más venetoclax. • Dosis baja de citarabina más venetoclax.

Si no desea transfusiones de sangre, su equipo de atención médica hará lo siguiente:

- Reducirá al mínimo la pérdida de sangre y el riesgo de sangrado.
- Mencionará los objetivos del tratamiento y las complicaciones sin transfusión.
- Preguntará si se pueden utilizar ciertos hemoderivados en determinadas circunstancias.
- Mencionará si es aceptable recibir células madre (suyas o de un donante que puede o no ser un pariente).
- Evitará los medicamentos o procedimientos que puedan aumentar su riesgo de sangrado o mielosupresión. En la mielosupresión, la actividad de la médula ósea disminuye, lo que se traduce en un menor número de glóbulos rojos, glóbulos blancos y plaquetas.

Si no desea transfusiones de sangre, su equipo de atención médica puede recomendarle:

- vitamina K u otras opciones para personas con riesgo de sangrado o para controlar el sangrado;
- suplementos de hierro, ácido fólico y vitamina B12. La suplementación con hierro puede evitarse en personas con niveles excesivos de hierro;
- el uso de fármacos estimuladores de la eritropoyesis, factor estimulante de colonias de granulocitos y trombopoyetina después de un análisis exhaustivo de los posibles riesgos, beneficios e incertidumbres;
- reposo en cama y oxigenación complementaria en personas con anemia grave.

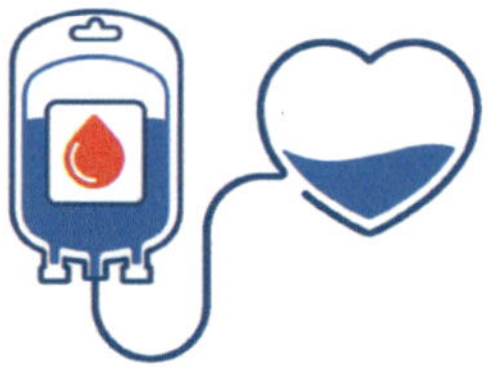

Transfusiones

La transfusión es un procedimiento común para reemplazar la sangre o los componentes de la sangre (glóbulos rojos o plaquetas). Se administra a través de una vía IV (intravenosa), un tubo delgado que se introduce en una vena con una pequeña aguja.

- Todo el proceso puede tardar aproximadamente de 1 a 4 horas, dependiendo de la cantidad de sangre que se necesite.
- La mayoría de las transfusiones usan sangre de un donante.
- Las transfusiones suelen ser muy seguras. La sangre donada se analiza, se manipula y se almacena cuidadosamente.
- El cuerpo de la mayor parte de las personas acepta las transfusiones de sangre sin inconvenientes. No obstante, como en cualquier procedimiento médico, hay algunos riesgos. Hable con su equipo de atención médica para que le dé información específica sobre los riesgos.
- El tratamiento sistémico puede afectar la forma en la que la médula ósea produce nuevos glóbulos sanguíneos. Algunas personas en tratamiento para el cáncer pueden necesitar una transfusión de glóbulos rojos o plaquetas.

De acuerdo con su enfermedad, su equipo de atención médica podría:

- indicarle estudios para las mutaciones aprovechables y considerar el uso de tratamientos dirigidos en lugar de quimioterapia intensiva;
- considerar el uso de una inducción menos mielosupresora, incluida la reducción de la dosis de antraciclinas y el uso de quimioterapia no intensiva;
- considerar la derivación a un centro con experiencia en trasplante de células hematopoyéticas (TCH) autólogos (autotransplante) sin uso de sangre.

Factores de crecimiento

Los factores de crecimiento, llamados factor estimulante de colonias de granulocitos (G-CSF), activan la médula ósea para producir granulocitos (glóbulos blancos). Con frecuencia, se administran cuando el recuento de glóbulos blancos disminuye mucho durante el tratamiento para aumentar dichos valores y ayudar a prevenir infecciones. A veces, forma parte de una pauta de quimioterapia agresiva para el cáncer recidivante o resistente. Los factores de crecimiento son una opción de tratamiento complementario durante la consolidación si tiene una infección potencialmente mortal. Filgrastim (Neupogen) es un G-CSF.

Se puede usar un biosimilar o un sustituto en vez de filgrastim. Un biosimilar es un fármaco casi idéntico fabricado por otro laboratorio. Se usa de la misma manera y en la misma dosis que el filgrastim.

Recuento alto de glóbulos blancos

Antes del tratamiento, el recuento de glóbulos blancos puede ser muy alto. Un cantidad elevada puede causar problemas de salud graves. La hemaféresis o la hidroxicarbamida pueden reducir rápidamente la cantidad. La hemaféresis es un procedimiento en el que se extrae sangre, se quitan ciertos tipos de elementos y se devuelve la sangre al cuerpo.

Los cuidados paliativos son adecuados para todas las personas, independientemente de la edad, el estadio del cáncer o la necesidad de recibir otros tratamientos. Se enfoca en las necesidades físicas, emocionales, sociales y espirituales que afectan la calidad de vida.

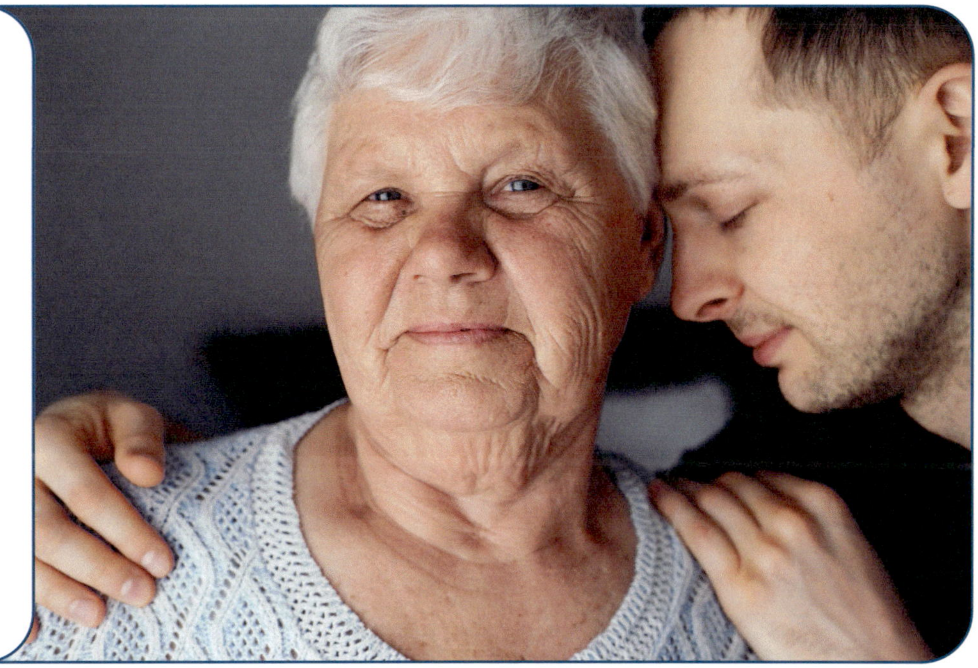

Infecciones

Si no se tratan a tiempo, pueden ser fatales. Las infecciones pueden ser causadas por virus, bacterias u hongos. Las infecciones bacterianas pueden tratarse con antibióticos. Las infecciones por hongos pueden tratarse con medicamentos antimicóticos. Es posible que le administren medicamentos para prevenir infecciones.

Efectos secundarios del tratamiento de la LMA

Todos los tratamientos para el cáncer causan problemas de salud no deseados llamados efectos secundarios. Algunos efectos secundarios son muy graves y poco frecuentes. A continuación, se describen algunos posibles efectos secundarios o complicaciones del tratamiento.

Problemas de movimiento

La citarabina puede afectar a la parte del cerebro que coordina el movimiento. Los síntomas incluyen un movimiento ocular constante que no se puede controlar. Es posible que no pueda controlar la amplitud de movimiento con las piernas o los brazos. Puede llegar a arrastrar las palabras.

Síndrome de diferenciación

El síndrome de diferenciación es un efecto secundario potencialmente grave por determinados fármacos contra el cáncer. Es causado por una liberación grande y rápida de citocinas (una proteína inmunitaria) de las células leucémicas que están respondiendo al tratamiento.

- Los síntomas incluyen fiebre, inflamación de las extremidades y dificultad para respirar. También puede aumentar de peso y tener un sarpullido en la piel.
- Los signos incluyen presión arterial baja y una disminución en los niveles de oxígeno en la sangre. El líquido puede acumularse alrededor de los pulmones o el corazón. Pueden producirse daños en los riñones y el hígado.

El tratamiento debe comenzar con los primeros signos o síntomas. Los corticoides son una opción eficaz para el tratamiento. Si aumenta el recuento de glóbulos blancos con diferenciación, también se usa con frecuencia un antimetabolito llamado hidroxicarbamida (Hydrea).

Problemas oculares

Las dosis altas de citarabina pueden hacer que la parte blanca de los ojos se enrojezca. Es posible que le duelan los ojos y produzcan más lágrimas de lo habitual. Estos problemas se pueden prevenir con colirios de solución salina o corticoides.

Síndrome de lisis tumoral

En el síndrome de lisis tumoral (SLT), los desechos expulsados por las células muertas se acumulan en el cuerpo y causan daño renal y trastornos electrolíticos graves en la sangre. El SLT puede ser potencialmente mortal. La quimioterapia de inducción puede causar SLT. Es más probable que se presente el SLT cuando la cantidad de blastocitos es muy alta.

Puntos clave

- La quimioterapia es un parte clave del tratamiento de la leucemia mieloide aguda (LMA). Puede incorporarse tratamiento dirigido si están presentes determinadas mutaciones genéticas.
- El objetivo del tratamiento es la respuesta completa o la remisión.
- La enfermedad residual mensurable o mínima es la LMA que parece estar en remisión, pero pruebas muy sensibles detectan células leucémicas en su médula ósea.
- La leucemia que vuelve a aparecer después de la remisión se llama recidiva.
- Cuando la leucemia no responde al tratamiento o empeora durante este, se conoce como cáncer refractario o resistente.
- El tratamiento complementario puede ayudar a prevenir o aliviar los efectos secundarios causados por la LMA o su tratamiento y mejorar la calidad de vida.
- El tratamiento de la LMA requiere el uso de sangre y hemoderivados para el tratamiento complementario. Si no quiere recibir transfusiones o determinados hemoderivados, hágalo saber.

Preguntas para hacer

- ¿Cómo afecta mi grupo de riesgo a las opciones de tratamiento?
- ¿Es importante el orden de los tratamientos?
- ¿Qué tratamientos recomienda y por qué?
- ¿Por qué se prefieren unas opciones de tratamiento en comparación con otras?
- ¿Hay alguien que pueda ayudarme a decidir sobre el tratamiento?

¿Cuál es el siguiente paso?

En el siguiente capítulo, se explican el diagnóstico y el tratamiento de la leucemia promielocítica aguda (LPA).

6 Tratamiento de la LPA

En la leucemia promielocítica aguda (LPA), partes de los cromosomas 15 y 17 se desprenden e intercambian lugares lo que crea una fusión de 2 genes llamada *PML::RARA*. Si se encuentra el gen *PML::RARA*, recibirá tratamiento para la LPA.

Descripción general

La leucemia promielocítica aguda (LPA) es un subtipo poco frecuente de la LMA. Aproximadamente 1 de cada 10 personas con LMA tienen LPA. Sin tratamiento, la LPA puede empeorar con rapidez y ser mortal. Con el tratamiento, la LPA se cura con mayor frecuencia que otros subtipos de LMA. La LPA se trata con ácido holo-trans-retinoico (ATRA) junto con otro tratamiento sistémico.

Diagnóstico

El diagnóstico inicial de LPA puede confirmarse mediante pruebas como la hibridación fluorescente *in situ* (FISH) o la reacción en cadena de la polimerasa (PCR). La LPA se puede diagnosticar rápidamente, y el tratamiento puede comenzar en unas pocas horas.

La LPA suele ocurrir cuando partes del cromosoma 15 y del cromosoma 17 se desprenden e intercambian lugares; esto se llama translocación. Esta translocación se escribe t(15;17). Se transforma en dos genes que se fusionan entre sí. El gen de fusión se llama *PML::RARA*. Si se encuentra el gen *PML::RARA*, recibirá tratamiento para la LPA.

La LPA puede causar sangrado y coagulación que puede ser mortal. Comenzará a tomar un ácido retinoide (ATRA) de inmediato si su médico sospecha que tiene LPA. El ATRA puede detener el sangrado y la coagulación causada por la LPA. Si las pruebas determinan que no tiene LPA, dejará de tomar ATRA.

¿Qué causa la LPA?

En la mayoría de los casos, la causa de la LPA es desconocida. En ocasiones, determinados tratamientos para otros tipos de cáncer pueden causar lo que se conoce como LPA relacionada con el tratamiento.

Fases de tratamiento

Las fases de tratamiento para la LPA incluyen la inducción y la consolidación. Puede recibir tratamiento durante varios años. Algunos tipos de tratamiento pueden ser perjudiciales para su corazón. Antes del tratamiento, su médico puede indicarle pruebas para determinar cómo funciona el corazón. Puede recibir tratamiento para el corazón también.

La respuesta al tratamiento se puede medir de las siguientes maneras:

- **La respuesta hematológica** mide la cantidad de glóbulos sanguíneos.
- **La respuesta morfológica** mide la cantidad de blastocitos y células anormales.
- **La respuesta citogenética** mide sus cromosomas.
- **La respuesta molecular** mide sus moléculas (genes).

Inducción

La inducción es la primera fase del tratamiento. El objetivo es reducir la cantidad de blastocitos y que la LPA entre en remisión. A veces, el tratamiento recibe el nombre "inducción de la remisión" porque el objetivo de la inducción es la remisión o la respuesta completa.

En la remisión completa, no hay signos ni síntomas de cáncer. Se podría describir de manera más específica por el tipo de remisión, como remisión morfológica o molecular. Hay distintos tipos de respuesta completa o remisión que se describen a continuación.

- **La respuesta morfológica completa** se presenta cuando se encuentran menos del cinco por ciento (5 %) de blastocitos. Esto significa que menos de 5 de cada 100 células de la médula ósea son blastocitos. La inducción suele causar una gran disminución de la cantidad de blastocitos.
- **La respuesta citogénica completa** se da cuando ya no se encuentra la translocación de los cromosomas 15 y 17 o t(15;17), pero todavía está presente el gen *PML::RARA*.
- **La respuesta molecular completa** probablemente seguirá a una respuesta citogenética. La respuesta molecular se define como la ausencia del gen *PML::RARA*. Esto significa que no se encuentra el gen *PML::RARA*. Con frecuencia, se necesita más tratamiento (consolidación) para lograr una respuesta molecular.

El tratamiento necesita tiempo para actuar. Su sangre necesita tiempo para recuperarse. Se tomarán muestras de médula ósea antes de comenzar la consolidación. Las pruebas detectan blastocitos en la médula. Si no hay blastocitos, se puede detener la inducción para permitir que su médula ósea produzca más glóbulos sanguíneos.

Consolidación

La consolidación es la segunda fase del tratamiento. Trata los blastocitos que pueden haber sobrevivido a la inducción. Con frecuencia, la consolidación utiliza los mismos medicamentos que antes. La consolidación puede causar una respuesta molecular duradera. Es posible que le indiquen una punción lumbar antes de comenzar con la consolidación.

Descripción general del tratamiento

A diferencia de otros subtipos de LMA, la LPA se trata con ácido holo-trans-retinoico (ATRA). A menudo, el ATRA se combina con trióxido de arsénico. Estos tratamientos son específicos de la LPA. Puede indicarse un tratamiento dirigido con gemtuzumab ozogamicina. También se puede utilizar la quimioterapia.

ATRA

El ATRA se elabora en el cuerpo a partir de la vitamina A, pero también se produce en el laboratorio para tratar el acné y la LPA. Este fármaco también se llama retinoide. El retinoide fuerza a los blastocitos de la LPA a madurar y transformarse en glóbulos normales.

El tratamiento con retinoide es eficaz para la LPA. Utilizado por sí solo puede lograr una respuesta completa (remisión) en la mayoría de las personas. Sin embargo, esta respuesta es breve. Por lo tanto, se deben agregar otros tratamientos para lograr mejores resultados.

Trióxido de arsénico

El trióxido de arsénico (Trisenox) causa la muerte de las células de LPA. Cuando se añade a ATRA, el trióxido de arsénico mejora los resultados del tratamiento. Esto significa que mueren más células leucémicas y menos personas sufren recidiva. Se controlará su corazón y los electrolitos durante el tratamiento con trióxido de arsénico.

Grupo de riesgo bajo

Las personas con recuentos de glóbulos blancos de 10×10^9/l (10 000 millones) o menos al momento del diagnóstico se consideran de riesgo bajo. Para el bajo riesgo, el tratamiento de inducción preferido es ATRA con trióxido de arsénico. La consolidación incluirá ATRA con trióxido de arsénico.

Si el trióxido de arsénico no es una opción viable, ATRA con idarrubicina o gemtuzumab ozogamicina pueden utilizarse para el tratamiento de inducción. La consolidación será una continuación del tratamiento de inducción y podría incluir mitoxantrona.

La sangre tarda en recuperarse. Podrían indicarle aspiración y biopsia de médula ósea antes de comenzar la consolidación.

Grupo de riesgo alto

Las personas con recuentos de glóbulos blancos superiores a 10×10^9/l (10 000 millones) al momento del diagnóstico se consideran de riesgo alto.

El tratamiento para las personas de riesgo alto se basa en lo siguiente:

- Si no tiene enfermedades ni problemas cardíacos.
- Si tiene problemas cardíacos como baja fracción de eyección o intervalo QT corregido prolongado (QTc).

En todos los grupos de alto riesgo, se utiliza ATRA como parte del tratamiento de inducción. Después de la inducción, se realizará una aspiración y biopsia de médula ósea para determinar y confirmar la remisión. También puede realizarse una punción lumbar.

Si no tiene problemas cardíacos

Para las personas de alto riesgo sin problemas cardíacos, la opción de tratamiento de inducción preferida es ATRA con trióxido de arsénico e idarrubicina o gemtuzumab ozogamicina. Otras opciones incluyen ATRA con daunorrubicina y citarabina o ATRA con idarrubicina. La consolidación será una continuación del tratamiento de inducción y podría incluir mitoxantrona.

Para pacientes con problemas cardíacos

Para las personas de riesgo alto con problemas cardíacos, las opciones de inducción se basan en el tipo de problema que tenga. Todas las opciones de inducción incluyen ATRA. Se pueden incorporar otros tratamientos sistémicos. La consolidación será una continuación del tratamiento de inducción. Es posible que le indiquen una punción lumbar.

Hay dos tipos de problemas cardíacos que afectan al tratamiento:

- **Baja fracción de eyección** es cuando la cantidad de sangre que se bombea desde el lado izquierdo del corazón es más baja de lo normal. Esto se mide mediante una ventriculografía isotópica (VI) o un ecocardiograma.
- El **intervalo QT corregido prolongado (QTc)** ocurre cuando el músculo cardíaco tarda más de lo normal en recargarse entre latidos. Con frecuencia, esta alteración eléctrica se puede detectar con un electrocardiograma (ECG).

Mantenimiento

A algunas personas se les puede ofrecer tratamiento de mantenimiento. Esta decisión depende de su situación particular.

Seguimiento

Después de completar el tratamiento de consolidación, entrará en la fase de seguimiento. El seguimiento es un período prolongado durante el cual se realizan pruebas para detectar si ha regresado la LPA, lo que se conoce como recidiva. Se realizarán pruebas de PCR. Podrían utilizarse muestras de médula ósea o sangre. No recibirá tratamiento farmacológico durante este período.

Recidiva

La LPA puede regresar después de la remisión. Puede haber una recidiva después de una respuesta morfológica o molecular. En la recidiva después de la respuesta molecular, el gen *PML::RARA* ha vuelto a aparecer. Le realizarán pruebas genéticas y de médula ósea para confirmar que sea una recidiva de la LPA y no LMA causada por un tratamiento anterior (llamada LMA relacionada con el tratamiento).

El tratamiento de la primera recidiva se basará en el tratamiento previo y si se trata de lo siguiente:

- Una **recidiva temprana** (menos de 6 meses después del tratamiento).
- Una **recidiva tardía** (6 meses o más después del tratamiento).

El objetivo del tratamiento es volver a lograr la remisión. Esto no siempre es posible.

Segundo tratamiento

Después de completar el primer tratamiento para la recidiva, su próximo tratamiento se basará en si se ha logrado la remisión.

- Si hay remisión, las opciones son un trasplante de células hematopoyéticas (TCH), trióxido de arsénico o un ensayo clínico.
- Puede recibir quimioterapia para evitar que la LPA se extienda al cerebro y a la columna vertebral (sistema nervioso central o SNC).
- Si no hay remisión, las opciones son ensayo clínico o TCH (hermano compatible u otro donante).

Tratamiento complementario de la LPA

El tratamiento complementario tiene como objetivo mejorar su calidad de vida. Incluye la atención de los problemas de salud causados por el cáncer o por su tratamiento. Se llama también cuidados paliativos. Los cuidados paliativos son adecuados para todas las personas, independientemente de la edad, el estadio del cáncer o la necesidad de recibir otros tratamientos. Se enfoca en las necesidades físicas, emocionales, sociales y espirituales que afectan la calidad de vida. Avise a su equipo de atención médica si tiene síntomas nuevos o si se ha agravado alguno de los síntomas que presentaba.

A continuación, se describe el tratamiento complementario para la LPA.

Seguimiento de trióxido de arsénico

El trióxido de arsénico puede causar ritmos cardíacos irregulares graves (arritmias). Se controlará el intervalo QT corregido prolongado (QTc). En el intervalo QTc prolongado, el músculo cardíaco tarda más de lo normal en recargarse entre latidos. Esta alteración eléctrica se puede detectar con un electrocardiograma.

Sangrado

La LPA puede causar sangrado, o coagulopatía, que pueden ser mortales. Se analizará la sangre para ver cómo coagula. El sangrado normalmente se puede tratar con transfusiones de plaquetas, crioprecipitado y plasma congelado en fresco. El crioprecipitado procede de sangre congelada y descongelada.

Síndrome de diferenciación

En el síndrome de diferenciación, el tratamiento de la LPA causa una gran liberación de citocinas (sustancias producidas por las células inmunitarias) de las células leucémicas. Los síntomas del síndrome de diferenciación incluyen fiebre, inflamación de las extremidades y dificultad para respirar. También es posible que se presente aumento de peso y erupción de la piel. Los signos del síndrome de diferenciación incluyen presión arterial baja y una disminución en los niveles de oxígeno en la sangre. El líquido puede acumularse alrededor de los pulmones o el corazón. Pueden producirse daños en los riñones y el hígado. Este síndrome puede ser mortal si no se lo trata a tiempo.

Puntos clave

- La leucemia promielocítica aguda (LPA) es un subtipo poco frecuente de la leucemia mieloide aguda (LMA). Con el tratamiento, la LPA se cura con mayor frecuencia que otros subtipos de LMA.
- En la LPA, partes de los cromosomas 15 y 17 se desprenden e intercambian lugares, lo que crea un gen de fusión llamado *PML::RARA*. Si se encuentra el gen *PML::RARA*, recibirá tratamiento para la LPA.
- La LPA puede causar sangrado que puede ser mortal. Comenzará a tomar un ácido retinoide (ácido holo-trans-retinoico o ATRA) de inmediato si su médico sospecha que tiene LPA.
- La LPA se trata con ATRA junto con otro tratamiento sistémico.
- Las fases de tratamiento para la LPA incluyen la inducción y la consolidación. Puede recibir tratamiento durante varios años.
- El tratamiento complementario tiene como objetivo mejorar la calidad de vida y prevenir problemas de salud potencialmente mortales causados por la LPA o su tratamiento.

Preguntas para hacer

- ¿Qué tratamientos recomienda y por qué?
- ¿Algún tratamiento ofrece una cura? Si no es curable, ¿el tratamiento puede impedir que el cáncer se extienda?
- ¿Qué efectos secundarios podría sufrir con este tratamiento?
- ¿Es importante el orden de los tratamientos?
- ¿Un TCH o un ensayo clínico son opciones para mí?

¿Cuál es el siguiente paso?

En el siguiente capítulo, se explica el diagnóstico y el tratamiento de la neoplasia de células dendríticas plasmocitoides blásticas (NCDPB).

7

Tratamiento de la NCDPB

La neoplasia de células dendríticas plasmocitoides blásticas (NCDPB) es un tipo de cáncer de la sangre agresivo y poco frecuente. Es similar a la leucemia mieloide aguda (LMA), pero suele diagnosticarse erróneamente. La NCDPB afecta la piel y los ganglios linfáticos. También puede afectar el sistema nervioso central, la sangre y la médula ósea.

Descripción general

La neoplasia de células dendríticas plasmocitoides blásticas (NCDPB) es un tipo de cáncer de otro tipo de célula inmunitaria: las células dendríticas plasmocitoides inmaduras (blastocitos). Estas células sanguíneas nacen en la médula ósea y se desplazan hacia los órganos linfáticos como el bazo y los ganglios linfáticos. Son habituales las lesiones cutáneas. La NCDPB también puede afectar al sistema nervioso central.

La NCDPB se presenta en todas las razas. Suele diagnosticarse de manera equivocada porque los síntomas y signos varían mucho y la enfermedad es poco frecuente. Por lo tanto, lo ideal es que su equipo de tratamiento incluya médicos de distintos campos de la medicina que sean expertos en NCDPB.

Podría tener NCDPB si presenta:

- lesiones cutáneas que pueden ser de color púrpura oscuro y manchas grandes o pequeñas en la piel. Puede parecer un sarpullido o moretones. Todas las personas son diferentes;
- agrandamiento de los ganglios linfáticos;
- dolor de estómago causado por la enfermedad del bazo;
- fatiga causada por una disminución de los glóbulos sanguíneos normales.

¿Qué causa la NCDPB?

Las personas con NCDPB pueden haber tenido otro cáncer de la sangre antes o pueden tener otro cáncer de la sangre con NCDPB. Estos cánceres de la sangre incluyen el síndrome mielodisplásico (SMD), la leucemia mielomonocítica crónica (LMMC) y la leucemia mieloide aguda (LMA). El SMD es un tipo de cáncer que se produce cuando la médula ósea deja de producir suficientes glóbulos sanguíneos sanos y se encuentran glóbulos anormales. El SMD comienza en las células madre sanguíneas de la médula ósea. La LMMC es un tipo de SMD o neoplasia mieloproliferativa (MPN) de crecimiento lento en la que se desarrolla demasiada cantidad de mielomonocitos, un tipo de glóbulo blanco, en la médula ósea.

Estudios y diagnósticos

La NCDPB es muy difícil de diagnosticar. Es muy importante que un hematopatólogo experto analice la biopsia cuando exista riesgo de NCDPB. Un hematopatólogo es un experto que analiza enfermedades de la sangre y cánceres con un microscopio.

Casi todas las personas con NCDPB tienen lesiones en la piel. La NCDPB suele detectarse mediante una biopsia de piel después de una consulta con el dermatólogo (especialista en piel) por lesiones cutáneas. La NCDPB puede diagnosticarse mediante una biopsia de médula ósea o ganglios linfáticos.

Se realizarán análisis genéticos y de biomarcadores para confirmar la NCDPB y para detectar mutaciones. Algunas mutaciones genéticas frecuentes son *TET2*, *ASXL1*, *ZRSR2*, *SRSF2*, *TP53*, *NRAS*, *IDH2* y *ETV6*.

Para conocer las posibles pruebas y procedimientos, consulte la **Guía 9**.

Busque tratamiento en centros oncológicos que se especialicen en NCDPB.

Descripción general del tratamiento

La NCDPB es una enfermedad difícil de tratar. Las decisiones de tratamiento deben involucrar a un equipo de médicos de diferentes campos de la medicina, incluso un dermatólogo, que tenga experiencia en el tratamiento de la NCDPB.

El tratamiento de la NCDPB incluye tagraxofusp-erzs (preferido) o quimioterapia de dosis alta seguido de trasplante de células hematopoyéticas (TCH). No todas las personas pueden tolerar este tratamiento. Un tratamiento de menor intensidad incluye agentes hipometilantes (azacitidina o decitabina) con venetoclax. La NCDPB suele regresar (recidiva) poco tiempo después del tratamiento.

La quimioterapia intratecal (IT) se administrará a las personas con enfermedad del sistema nervioso central (SNC) en el momento del diagnóstico o con sospecha de enfermedad del SNC. También se podría administrar quimioterapia IT para prevenir enfermedades del SNC.

Guía 9 Posibles pruebas y procedimientos: NCDPB
Antecedentes médicos y examen físico.
Hemograma completo, plaquetas, perfil metabólico completo y fórmula leucocitaria.
Análisis de lesiones cutáneas (su médico debe trabajar con un dermatólogo), sangre, médula ósea y ganglios linfáticos.
Aspiración y biopsia de médula ósea, biopsia de ganglios linfáticos.
Pruebas genéticas y de biomarcadores de la NCDPB.
TEP-FDG/TC si se sospecha leucemia fuera de la sangre y de la médula ósea (extramedular) o en los ganglios linfáticos.
Punción lumbar con quimioterapia en el momento del diagnóstico inicial, en la recidiva o en cualquier otro momento en que el cáncer pueda estar presente en el líquido que rodea la columna vertebral o el cerebro.

Tratamiento intensivo

El objetivo del tratamiento intensivo es que la NCDPB entre en remisión (para lograr una respuesta completa). El tratamiento intensivo no es para todas las personas. El tratamiento se basa en factores como su estado general de salud y la capacidad de su cuerpo para tolerar los tratamientos farmacológicos que podrían ser tóxicos. Sus deseos también son importantes. Hable con su equipo de atención médica sobre qué espera del tratamiento y qué quiere de él.

Tagraxofusp-erzs

Tagraxofusp-erzs (Elzonris) se dirige al marcador de la proteína CD123 que se encuentra en mayor cantidad en las células cancerosas de la NCDPB. Esto produce la muerte de las células cancerosas. Debe estar en buenas condiciones de salud para recibir este tratamiento. Tagraxofusp-erzs puede causar efectos secundarios perjudiciales.

El primer ciclo de este fármaco se debe administrar en un hospital, donde se recomienda permanecer un mínimo de 24 horas tras completar el tratamiento. Esto es para controlar la toxicidad y tratar los efectos secundarios. Probablemente, deba pasar más de una semana en el hospital.

Quimioterapia

Hay tres opciones de quimioterapia de inducción:

- Hiper-CVAD
- Citarabina con idarrubicina o daunorrubicina
- CHOP (ciclofosfamida, doxorrubicina, vincristina y prednisona)

En la quimioterapia con hiper-CVAD, el tratamiento alterna entre dos grupos de fármacos. Hiper significa que la quimioterapia se administra en dosis más pequeñas (hiperfraccionada) y con mayor frecuencia para minimizar los efectos secundarios. CVAD representa el primer grupo de medicamentos: ciclofosfamida, vincristina, doxorrubicina (también conocido por su nombre comercial, Adriamycin) y dexametasona. El segundo grupo de medicamentos consta de metotrexato y citarabina. En ocasiones, se agregan otros medicamentos.

Remisión completa

Tras una respuesta completa (también llamada remisión completa), las opciones son continuar con tagraxofusp-erzs hasta la progresión de la enfermedad o considerar un TCH. Después de un TCH, entrará en un período de vigilancia. La vigilancia es un plan que sigue de cerca su afección. Es posible que escuche hablar sobre la estrategia de esperar y observar. Durante este tiempo, se le realizarán estudios de forma periódica para detectar cambios en la sangre. No recibirá ningún tratamiento durante el período de vigilancia.

La vigilancia incluye hacer un hemograma completo cada 1 a 3 meses durante 2 años; luego cada 3 a 6 meses durante 5 años. Es posible que le hagan una aspiración y biopsia de médula ósea. También podrían realizarle un TEP-FDG/TC si tuvo cáncer extramedular anteriormente. El cáncer extramedular es un cáncer que puede afectar los ganglios linfáticos u otros órganos. Pueden realizarle biopsias de la piel o de otras lesiones.

Menos que remisión completa

Si la NCDPB no parece responder al tratamiento o existe una respuesta inferior a la respuesta completa, se la tratará como enfermedad resistente. Si la piel aún muestra enfermedad microscópica, es posible que le administren más ciclos (al menos 4) de tratamiento antes de comenzar a tratarla como enfermedad resistente.

Sin tratamiento intensivo

Si el tratamiento intensivo no es una opción viable, las opciones de tratamiento varían según sea NCDPB sistémica o localizada. En ambos casos, el tratamiento es para aliviar o paliar los síntomas.

Enfermedad localizada

Si la NCDPB se encuentra solo en la piel o aislada en una determinada zona del cuerpo, el tratamiento se centrará en esas áreas. Puede incluir radioterapia sobre las lesiones o cirugía para extirpar las lesiones.

Enfermedad sistémica

Sistémico significa que el cáncer está en todo el cuerpo. El tratamiento incluye venetoclax, corticoides sistémicos y tratamiento complementario. El tratamiento con venetoclax es un tratamiento dirigido de baja intensidad que incluye azacitidina o decitabina.

Enfermedad recidivante o resistente

Cuando la leucemia reaparece, se denomina recidiva. El objetivo del tratamiento es volver a lograr la remisión. Puede recibir tratamiento para evitar que los blastocitos se extiendan al cerebro y a la columna vertebral. La recidiva es habitual en la NCDPB. Sin embargo, no todas las personas con cáncer responden al tratamiento de la misma manera.

Cuando la leucemia no responde al tratamiento o progresa durante este, se conoce como cáncer refractario o resistente. El cáncer puede ser resistente al comienzo del tratamiento o puede volverse resistente durante el tratamiento.

El ensayo clínico es la opción de tratamiento preferida para la NCDPB recidivante o resistente. Tagraxofusp-erzs también es la opción preferida si no se utilizó antes. Otras opciones incluyen el tratamiento sistémico o la radioterapia. Consulte la **Guía 10**.

Guía 10 **Opciones de tratamiento: NCDPB recidivante o resistente**
Evaluación del sistema nervioso central (SNC) para determinar presencia de la enfermedad.
Ensayo clínico (preferido).
Tagraxofusp-erzs (si no se usó antes) con tratamiento complementario.
Quimioterapia (si no se administró antes).
Radioterapia local en áreas aisladas o lesiones específicas.
Corticoides sistémicos.
Agentes hipometilantes (azacitidina o decitabina) más venetoclax.
Comenzar la búsqueda de donantes en el momento de la primera recidiva para personas candidatas a recibir trasplante de células hematopoyéticas (TCH) sin hermanos compatibles.

Tratamiento complementario de la NCDPB

El tratamiento complementario representa la atención médica que alivia los síntomas causados por el cáncer y mejora su calidad de vida. No es un tratamiento para el cáncer. En la NCDPB, el tratamiento complementario puede incluir radioterapia o cirugía para tratar las lesiones cutáneas. Todas las personas con NCDPB deben tener un dermatólogo dentro de su equipo de atención médica. Un dermatólogo es un médico especializado en trastornos de la piel. Es importante consultar con un dermatólogo experimentado y que sus médicos trabajen juntos en su tratamiento.

Síndrome de extravasación capilar

La inyección de tagraxofusp-erzs puede causar una reacción grave y potencialmente mortal llamada síndrome de extravasación capilar. En esta afección, el líquido y las proteínas se escapan de los pequeños vasos sanguíneos, lo que provoca una presión arterial peligrosamente baja. Esto puede causar insuficiencia orgánica y la muerte. Se controlará que no presente síndrome de extravasación capilar. Le pueden pedir que se pese todos los días mientras toma tagraxofusp-erzs. Un aumento repentino de peso puede ser un signo de síndrome de extravasación capilar.

Hipoalbuminemia

La hipoalbuminemia es un signo médico de que los niveles de albúmina en sangre son demasiado bajos. Suele ser consecuencia del síndrome de extravasación capilar.

Tagraxofusp-erzs

Tagraxofusp-erzs puede tener graves efectos secundarios. Le harán análisis de sangre para controlar su salud. El síndrome de extravasación capilar y la hipoalbuminemia son afecciones graves y potencialmente mortales que pueden ocurrir si toma tagraxofusp-erzs.

Puntos clave

- La neoplasia de células dendríticas plasmocitoides blásticas (NCDPB) es un cáncer de las células dendríticas plasmocitoides inmaduras.
- La NCDPB afecta la piel y los ganglios linfáticos. También puede afectar el sistema nervioso central, la sangre y la médula ósea.
- La NCDPB suele detectarse mediante una biopsia de piel después de una consulta con el dermatólogo por lesiones cutáneas.
- Se trata con un tratamiento biológico llamado tagraxofusp-erzs o con una combinación de quimioterapias. Puede recibir un trasplante de células hematopoyéticas después del tratamiento.
- El síndrome de extravasación capilar y la hipoalbuminemia son afecciones graves y potencialmente mortales que pueden ocurrir si toma tagraxofusp-erzs.
- El ensayo clínico es la opción de tratamiento preferida para la NCDPB recidivante o resistente.

Preguntas para hacer

- ¿Qué puedo esperar del tratamiento y cuáles son los riesgos?
- ¿Cómo puedo encontrar un dermatólogo especializado en NCDPB?
- ¿Qué efectos secundarios debo observar y cuándo debo ponerme en contacto con mi equipo de atención médica?
- ¿Cómo puedo prepararme para una posible recidiva?
- ¿El tratamiento que elija hoy afectará a mis opciones si el cáncer es recidivante o resistente al tratamiento?

¿Cuál es el siguiente paso?

En el siguiente capítulo, se ofrece información sobre los recursos y dónde puede recibir ayuda.

8 Otros recursos

¿Quiere saber más? Aquí le explicamos cómo obtener ayuda adicional.

Qué más hay que saber

En esta guía, encontrará ayuda para conocer las opciones disponibles, de modo que pueda tomar decisiones informadas y mejorar su atención oncológica. Pero no es el único recurso que tiene.

Solicite toda la información posible y la ayuda que necesite. A muchas personas les interesa saber más sobre los siguientes temas:

- Encontrar un oncólogo experto en LMA.
- Tomar decisiones sobre el tratamiento.
- Conocer los detalles del tratamiento y sus posibles efectos secundarios.
- Obtener ayuda económica.
- Lidiar con el tratamiento del cáncer y otros desafíos médicos.

Qué más hacer

Su centro de salud puede ayudar con los próximos pasos. Generalmente, dispone de recursos *in situ* para ayudar a satisfacer sus necesidades y encontrar respuestas a sus preguntas. Los centros de salud también pueden informarle de los recursos existentes en su comunidad.

Además de la ayuda de sus profesionales de atención médica, los recursos enumerados en la siguiente sección proporcionan apoyo a muchas personas como usted.

Dónde obtener ayuda

Consulte la lista a continuación y visite los sitios web que se indican para obtener más información sobre estas organizaciones.

AnCan Foundation
ancan.org

Blood & Marrow Transplant Information Network (BMT InfoNet)
bmtinfonet.org

Blood Cancer United
bloodcancerunited.org/patientsupport

Cancer*Care*
cancercare.org

Cancer Hope Network
cancerhopenetwork.org

GRACE
cancergrace.org

HealthTree Foundation
healthtree.org

Imerman Angels
imermanangels.org

Leukemia Research Foundation
leukemiarf.org

National Bone Marrow Transplant Link (nbmtLINK)
nbmtlink.org

NMDP
nmdp.org

PAN Foundation
panfoundation.org

Stupid Cancer
stupidcancer.org

Triage Cancer
triagecancer.org

Preguntas para hacer

- ¿Con quién debo hablar sobre vivienda, preparación de comidas y otras necesidades básicas?
- ¿Qué ayudas existen para el transporte, el cuidado de los niños y la atención domiciliaria?
- ¿Qué otros servicios están a mi disposición y a la de mis cuidadores?
- ¿Cómo me conecto con otras personas para crear un sistema de apoyo?
- ¿Con quién puedo hablar si no siento seguridad en mi casa, el trabajo o mi barrio?

“¡Comprenda su recorrido en el cáncer, busque recursos útiles y, sobre todo, mantenga una actitud positiva!”

Palabras que debe conocer

ácido desoxirribonucleico (ADN)
Cadenas largas de información genética que se encuentran dentro de las células.

ácido holo-trans-retinoico (ATRA)
El ATRA se elabora en el cuerpo a partir de la vitamina A. El ATRA que se produce en el laboratorio se usa para tratar la LPA.

alogénico
Donante que puede o no ser su pariente.

anatomopatólogo
Médico experto en el análisis de células y tejidos para detectar enfermedades.

anemia
Afección en la que la cantidad de glóbulos rojos es baja.

antígeno leucocitario humano (HLA)
Proteínas especiales en la superficie de las células que ayudan al cuerpo a distinguir sus propias células de las extrañas.

antimetabolito
Medicamento que interfiere en la función celular y la división celular normal.

aspiración de médula ósea
Extracción de una pequeña cantidad de médula ósea líquida que se analiza para determinar si hay una enfermedad.

biopsia de médula ósea
Extracción de una pequeña cantidad de hueso y médula ósea sólida que se analiza para determinar si hay una enfermedad.

blastocito
Glóbulo blanco inmaduro. También se llama mieloblasto.

célula hematopoyética
Célula hematopoyética inmadura a partir de la cual se forman todos los glóbulos sanguíneos. También llamada célula madre sanguínea.

célula madre sanguínea
Célula hematopoyética a partir de la cual se generan todos los demás tipos de glóbulos sanguíneos. También llamada célula madre hematopoyética.

citogenética
El estudio de cromosomas con un microscopio.

citometría de flujo
Análisis de laboratorio que evalúa sustancias en la superficie de las células para identificar el tipo de células que está presente.

consolidación
Fase de tratamiento más breve e intensa para reducir aún más la cantidad de células cancerosas. Es la segunda fase del tratamiento.

cromosoma
Largas cadenas que contienen paquetes de instrucciones codificadas para generar y controlar las células.

efecto secundario
Respuesta física o emocional insalubre o desagradable frente al tratamiento.

enfermedad de injerto contra huésped (EICH)
Enfermedad que se produce cuando las células madre sanguíneas trasplantadas atacan a las células normales del paciente.

extramedular
Fuera de la médula ósea.

fórmula leucocitaria
Análisis de laboratorio de la cantidad de glóbulos blancos para cada tipo.

gen
Serie de instrucciones codificadas en las células para crear nuevas células y controlar la forma en que se comportan.

gen de fusión
Gen que se forma cuando se unen partes de 2 genes distintos.

glóbulo blanco
Tipo de célula sanguínea que ayuda a combatir las infecciones en el cuerpo. También se denominan leucocitos.

glóbulo rojo
Tipo de célula sanguínea que lleva oxígeno de los pulmones al resto del cuerpo. También llamada eritrocito.

hematólogo
Médico experto en enfermedades de la sangre.

hematopatólogo
Médico que se especializa en el estudio de enfermedades de la sangre y cánceres con un microscopio.

hibridación fluorescente *in situ* (FISH)
Análisis de laboratorio que usa tintes especiales para detectar cromosomas y genes anormales.

inducción
La primera fase del tratamiento.

inmunofenotipificación
Análisis de laboratorio que detecta el tipo de células presente según las proteínas de la superficie de las células.

inmunohistoquímica (IHQ)
Estudio de laboratorio para descubrir rasgos específicos de las células.

leucemia mieloide aguda (LMA)
Cáncer de rápido crecimiento de los glóbulos blancos jóvenes llamados mieloblastos.

leucemia promielocítica aguda (LPA)
Subtipo de LMA de rápido crecimiento.

LMA con factor de unión al núcleo (CBF)
Tipo de LMA que causa una falta de todos los tipos de glóbulos maduros.

mantenimiento
Normalmente, la última fase del tratamiento que se da para prolongar los resultados del tratamiento.

medio de contraste
Sustancia que se coloca en el cuerpo para que las imágenes que se toman en los estudios de diagnóstico por imágenes sean más claras.

médula ósea
Tejido similar a una esponja que está en el centro de la mayoría de los huesos donde se producen los glóbulos sanguíneos.

mejor tratamiento complementario
Tratamiento para mejorar la calidad de vida y aliviar las molestias.

mieloide
Hace referencia a un tipo de glóbulo blanco llamado granulocito.

mielosupresión
Afección en la que disminuye la actividad de la médula ósea, lo que se traduce en un menor número de glóbulos rojos, glóbulos blancos y plaquetas.

mutación
Cambio anormal.

neoplasia de células dendríticas plasmocitoides blásticas (NCDPB)
Cáncer sanguíneo agresivo, pero poco frecuente, que tiene características de leucemia, linfoma y cáncer de piel.

pauta terapéutica
Plan de tratamiento que incluye información específica sobre la dosis del medicamento, cuándo se toma y cuánto dura el tratamiento.

plaqueta
Tipo de célula sanguínea que ayuda a controlar el sangrado. También llamado trombocito.

progresión
Crecimiento o propagación del cáncer durante el tratamiento o después de este.

pronóstico
La evolución y el resultado probables de una enfermedad.

pruebas de biomarcadores
Pruebas de laboratorio de cualquier molécula de su cuerpo que se pueda medir para evaluar su salud. También se denominan pruebas moleculares.

quimioterapia
Medicamentos que eliminan las células que se dividen rápido, tanto las cancerosas como las normales.

reacción en cadena de la polimerasa (PCR)
Proceso de laboratorio en el que se realizan copias de una parte del ADN.

recidiva
La reaparición o el agravamiento del cáncer después de un período de mejoría.

recuperación
El período sin tratamiento para permitir que los valores de glóbulos sanguíneos vuelvan a la normalidad.

remisión
Signos leves o inexistentes de cáncer.

remisión completa (RC)
Ausencia de todos los signos y síntomas de cáncer después del tratamiento. También llamada respuesta completa.

resistencia
Cuando el cáncer no responde al tratamiento farmacológico.

resistente al tratamiento
Cáncer que no mejora con el tratamiento.

respuesta citogénica completa
La ausencia de t(15;17) después del tratamiento para la leucemia promielocítica aguda (LPA).

respuesta molecular completa
Ausencia del gen *PML::RARA* después del tratamiento para la leucemia promielocítica aguda (LPA).

respuesta morfológica completa
Disminución importante de la cantidad de blastocitos después del tratamiento para la leucemia mieloide aguda (LMA).

sangre periférica
La sangre que circula por el cuerpo.

síndrome de diferenciación
Grupo de signos y síntomas de salud causados por la leucemia o sus tratamientos.

síndrome de lisis tumoral (SLT)
Afección causada cuando los desechos expulsados por las células muertas no se eliminan rápidamente del cuerpo.

subtipo
Grupo más pequeño dentro de un tipo de cáncer que se basa en determinadas características de las células.

translocación
Cuando partes de dos cromosomas (cadenas largas de instrucciones codificadas para controlar las células) se desprenden y se intercambian entre sí.

trasplante alogénico de células hematopoyéticas (TCH)
Tratamiento en el que el paciente recibe células hematopoyéticas (que producen sangre) de otra persona para reemplazar las células dañadas o enfermas en la médula ósea. También llamado trasplante alogénico de células precursoras (TCH).

trasplante de células hematopoyéticas (TCH)
Tratamiento que sustituye las células dañadas o enfermas de la médula ósea por células hematopoyéticas sanas. También se llama trasplante de células precursoras (SCT) o trasplante de médula ósea (BMT).

tratamiento complementario
Atención médica que incluye el alivio de los síntomas, pero no el tratamiento del cáncer. También llamado cuidados paliativos o mejor tratamiento complementario.

tratamiento dirigido
Tratamiento farmacológico que se dirige a células cancerosas específicas para atacarlas.

tratamiento habitual
La mejor manera que se conoce para tratar una enfermedad particular de acuerdo con los ensayos clínicos anteriores. Puede haber más de una pauta terapéutica que se considere el tratamiento habitual.

tratamiento sistémico
Tratamiento que actúa en todo el cuerpo.

trióxido de arsénico
Un fármaco utilizado para tratar la LPA que tiene el gen de fusión *PML::RARA*.

vigilancia
Pruebas que se realizan después de terminar el tratamiento para saber si ha reaparecido el cáncer.

Colaboradores de NCCN

Esta guía para pacientes se basa en NCCN Clinical Practice Guidelines in Oncology (NCCN Guidelines®) para el tratamiento de leucemia mieloide aguda, versión 3.2026. Fue adaptada, revisada y publicada con la colaboración de las siguientes personas:

Dorothy A. Shead, máster en Ciencias
Directora ejecutiva de Operaciones de Información para Pacientes

Tanya Fischer, máster en Educación, máster en Ciencia de Librería e Información
Redactora médica sénior

Lisa Diehl
Diseñadora de Diseño de Producción

La redacción de NCCN Clinical Practice Guidelines in Oncology (NCCN Guidelines®) para el tratamiento de la leucemia mieloide aguda, versión 3.2026, estuvo a cargo de los siguientes miembros del panel de NCCN:

Dr. Daniel A. Pollyea, máster en Ciencias/presidente
University of Colorado Cancer Center

Dra. Jessica K. Altman, vicepresidenta
Robert H. Lurie Comprehensive Cancer Center of Northwestern University

* Dra. Rita Assi
Indiana University Melvin and Bren Simon Comprehensive Cancer Center

Dr. Kimo Bachiashvili, máster en Salud Pública
O'Neil Comprehensive Cancer Center at UAB

Vijaya Raj Bhatt, licenciado en Medicina y Cirugía, máster en Ciencias
Fred & Pamela Buffett Cancer Center

Dr. Amir T. Fathi
Mass General Cancer Center

* Dra. Kateryna Fedorov
Vanderbilt-Ingram Cancer Center

Dr. James M. Foran
Mayo Clinic Comprehensive Cancer Center

Dra. Ivana Gojo
Johns Hopkins Kimmel Cancer Center

Dr. Aaron Goldberg, doctor en Medicina
Memorial Sloan Kettering Cancer Center

Dr. Aric C. Hall
University of Wisconsin Carbone Cancer Center

Dr. Brian A. Jonas, doctor en Medicina
UC Davis Comprehensive Cancer Center

* Dr. Matthew R. Levine
Northwestern Memorial Hospital Defensor de pacientes

Dr. James Mangan, doctor en Medicina
UC San Diego Moores Cancer Center

Dr. Gabriel Mannis
Stanford Cancer Institute

Dr. Guido Marcucci
City of Hope National Medical Center

Dra. Alice Mims, máster en Ciencias
The Ohio State University Comprehensive Cancer Center - James Cancer Hospital and Solove Research Institute

Kelsey Moriarty, máster en Ciencias, asesora genética certificada
UT Southwestern Simmons Comprehensive Cancer Center

Dr. Moaath Mustafa Ali, máster en Salud Pública
Case Comprehensive Cancer Center/ University Hospitals Seidman Cancer Center and Cleveland Clinic Taussig Cancer Institute

Dra. Jadee Neff, doctora en Medicina
Duke Cancer Institute

Dr. Reza Nejati
Fox Chase Cancer Center

Dra. Rebecca Olin, máster en Epidemiología Clínica
UCSF Helen Diller Family Comprehensive Cancer Center

* Dr. Anand Patel
The UChicago Medicine Comprehensive Cancer Center

Dra. Mary-Elizabeth Percival, máster en Ciencias
Fred Hutchinson Cancer Center

Dr. Alexander Perl
Abramson Cancer Center, University of Pennsylvania

Dra. Kristen Pettit
University of Michigan Rogel Cancer Center

Dr. Dinesh Rao, doctor en Medicina
UCLA Jonsson Comprehensive Cancer Center

Dr. Farhad Ravandi
The University of Texas MD Anderson Cancer Center

Dr. Zaker Schwabkey
Huntsman Cancer Institute, University of Utah

Dr. Rory Shallis
Yale Cancer Center/Smilow Cancer Hospital

Dr. Richard M. Stone
Dana-Farber/Brigham and Women's Cancer Center

Dra. Swapna Thota
St. Jude Children's Research Hospital/The University of Tennessee Health Science Center

Dr. Geoffrey L. Uy
Siteman Cancer Center, Barnes-Jewish Hospital and Washington University School of Medicine

Dra. Alison Walker, máster en Salud Pública, máster en Dirección de Empresas
Moffitt Cancer Center

Dra. Eunice Wang
Roswell Park Comprehensive Cancer Center

NCCN

Ajibola Awotiwon, licenciado en Medicina y Cirugía, máster en Ciencias de la Investigación
Científico adjunto/redactor médico - Digitalización de las Guías

Sydney L. Roth, licenciada en Ciencias
Especialista en Diseño de Guías

Katie Stehman, asistente médica certificada, master en Ciencias Médicas
Científica en oncología/redactora médica sénior

* Revisaron esta guía para pacientes. Para divulgaciones, visite NCCN.org/disclosures.

Centros oncológicos de NCCN

Para obtener información de contacto, visite NCCN.org/cancercenters.

Abramson Cancer Center,
University of Pennsylvania
Filadelfia, Pensilvania

Case Comprehensive Cancer Center/
University Hospitals Seidman Cancer Center and
Cleveland Clinic Taussig Cancer Institute
Cleveland, Ohio

City of Hope National Medical Center
Duarte, California

Dana-Farber/Brigham and Women's Cancer Center |
Mass General Cancer Center
Boston, Massachusetts

Duke Cancer Institute
Durham, Carolina del Norte

Fox Chase Cancer Center
Filadelfia, Pensilvania

Fred & Pamela Buffett Cancer Center
Omaha, Nebraska

Fred Hutchinson Cancer Center
Seattle, Washington

Huntsman Cancer Institute, University of Utah
Salt Lake City, Utah

Indiana University Melvin and Bren Simon
Comprehensive Cancer Center
Indianápolis, Indiana

Johns Hopkins Kimmel Cancer Center
Baltimore, Maryland

Mayo Clinic Comprehensive Cancer Center
Phoenix/Scottsdale, Arizona
Jacksonville, Florida
Rochester, Minnesota

Memorial Sloan Kettering Cancer Center
Nueva York, Nueva York

Moffitt Cancer Center
Tampa, Florida

O'Neal Comprehensive Cancer Center, UAB
Birmingham, Alabama

Robert H. Lurie Comprehensive Cancer Center
of Northwestern University
Chicago, Illinois

Roswell Park Comprehensive Cancer Center
Búfalo, Nueva York

Siteman Cancer Center, Barnes-Jewish Hospital
and Washington University School of Medicine
San Luis, Misuri

St. Jude Children's Research Hospital/
The University of Tennessee Health Science Center
Memphis, Tennessee

Stanford Cancer Institute
Stanford, California

The Ohio State University Comprehensive Cancer Center -
James Cancer Hospital and Solove Research Institute
Columbus, Ohio

The UChicago Medicine Comprehensive Cancer Center
Chicago, Illinois

The University of Texas MD Anderson Cancer Center
Houston, Texas

UC Davis Comprehensive Cancer Center
Sacramento, California

UC San Diego Moores Cancer Center
La Jolla, California

UCLA Jonsson Comprehensive Cancer Center
Los Ángeles, California

UCSF Helen Diller Family Comprehensive Cancer Center
San Francisco, California

University of Colorado Cancer Center
Aurora, Colorado

University of Michigan Rogel Cancer Center
Ann Arbor, Míchigan

University of Wisconsin Carbone Cancer Center
Madison, Wisconsin

UT Southwestern Simmons
Comprehensive Cancer Center
Dallas, Texas

Vanderbilt-Ingram Cancer Center
Nashville, Tennessee

Yale Cancer Center/Smilow Cancer Hospital
New Haven, Connecticut

Notas

Índice

Made in the USA
Monee, IL
05 November 2026

67378697R00048